DU VER RONGEUR

DE LA

TRADITION HIPPOCRATIQUE.

DU VER RONGEUR

DE LA

TRADITION HIPPOCRATIQUE

DÉFENSE

DE L'HIPPOCRATISME MODERNE

CONTRE LES ATTAQUES

D'UN CERTAIN PARTI NÉO-CATHOLIQUE

Par le Dr CAYOL,

Chevalier de la Légion d'honneur;
Ancien Professeur de la Faculté de Médecine de Paris,
Directeur de la *Revue médicale*; Membre de plusieurs sociétés savantes françaises et étrangères.

Prix : 1 fr. 50 c.

PARIS

DENTU, libraire, Au Palais-Royal. | **Ch. DOUNIOL**, libraire, 29, rue de Tournon.

1854

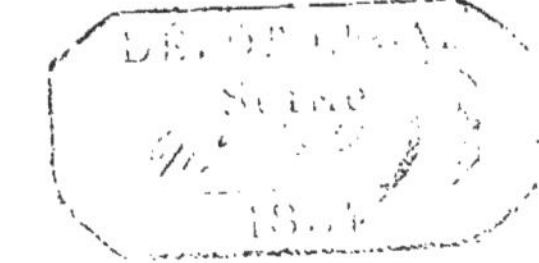

PARIS.—IMPRIMERIE DE MOQUET, 92, RUE DE LA HARPE

AVERTISSEMENT.

Cet écrit embrasse deux questions bien distinctes, sans être complètement séparées :

1° Une question de doctrine médicale, qui n'intéresse que les médecins.

2° Une question d'orthodoxie scientifique, qui n'intéresse pas seulement la médecine, mais la science en général, et la religion elle-même, dans ses rapports avec la science humaine.

Je regrette d'être obligé de me servir du mot *néo-catholique*, dont les soi-disant *libéraux* du dernier règne ont tant abusé, dans les grandes et mémorables luttes du catholicisme pour la liberté religieuse.

A cette époque, les ennemis plus ou moins déguisés de l'Église poursuivaient de la fausse qualification de *néo-catholiques* les plus illustres défenseurs de la liberté religieuse : de grands orateurs, d'éminents publicistes, que je n'ai pas besoin de nommer ici, et qui sont d'ailleurs assez désignés par l'éclat de leur renommée.

La lutte une fois terminée par la victoire, les hommes et les choses ont repris leur situation normale; les dénominations de partis sont rentrées dans leur véritable signification; et aujourd'hui, ce qu'on peut encore appeler le parti *néo-catholique*, se réduit à un petit nombre d'écrivains d'un esprit excentrique, et d'un zèle peu réfléchi, qui se signalent de temps à autre par quelque nouvelle exagération.

Au reste, pour prévenir toute équivoque, je déclare que, dans cet écrit, je n'ai voulu désigner sous le nom de

Parti néo-catholique, que les *poursuivants* obstinés du *Ver rongeur*, qui compromettent maladroitement la religion, en voulant faire entrer de force les textes sacrés dans le domaine des sciences physiques et naturelles.

(*Voir* la Table analytique à la fin de l'ouvrage.)

DU VER RONGEUR

DE LA

TRADITION HIPPOCRATIQUE.

Il existe de par le monde un journal, devenu célèbre à plus d'un titre, qui semble avoir pris à tâche, dès son origine, de faire du catholicisme un parti, sans s'inquiéter de cette singulière association de mots et d'idées : *Catholique*, ce qui est universel, *Parti*, ce qui est de sa nature partiel et partial. Ce journal s'appelle l'*Univers*, *Union catholique*, et il est en guerre avec la moitié, au moins, du monde catholique ! S'il y a eu, et s'il y a encore, dans sa rédaction, des écrivains d'un remarquable talent, qui ont rendu d'incontestables services à la religion, il en est aussi qui se servent du catholicisme comme d'un gourdin, pour frapper à droite et à gauche sur quiconque n'est pas catholique à leur manière : hommes de lettres, hommes de science, prêtres ou laïques, tous sont en butte à des agressions dont l'âpreté et la virulence sont depuis longtemps proverbiales.

Nul *ne sera chrétien* hors nous et nos amis.

Telle paraît être leur devise. C'est le *compelle intrare* dans sa plus rude interprétation.

On se souvient encore de la grosse affaire du *Ver rongeur*, qui mit en si grand émoi la gent universitaire et la presse littéraire. Il ne s'agissait de rien moins que de renverser le système d'enseignement suivi depuis des siècles dans les colléges, tant séculiers qu'ecclésiastiques, sous le prétexte que l'enseignement des langues anciennes est entaché de *paganisme*, et qu'il infecte de ce venin toutes les générations qui se succèdent dans les écoles. C'est là, suivant ces messieurs, le *Ver rongeur* de la société moderne. Il fallait donc se hâter de bannir de nos colléges Virgile, Horace, Homère et tous les classiques païens, pour les remplacer par les Pères de l'Eglise, grecs et latins !...

Battu sur le terrain littéraire, et repoussé avec perte, *le parti néo-catholique* ne s'est pas découragé ; et le voilà qui s'évertue à transporter la même guerre sur le terrain scientifique.

C'est M. le Dr Tessier qui s'est chargé de commencer l'attaque contre les doctrines médicales en général, et plus particulièrement contre la tradition hippocratique, qu'il accuse d'être *rationaliste* et *païenne* au plus haut degré(1).

Et, pour qu'il ne reste aucun doute sur le caractère et le but de sa mission, il a eu soin d'annoncer lui-même qu'il se servira de ma définition de la maladie pour *faire comprendre le ver rongeur de la tradition hippocratique* (2). Ainsi donc, nous y voila.

Déjà, dès l'année 1850, lorsqu'il n'était pas encore armé du gourdin néo-catholique, M. Tessier semblait pré-

---

(1) *Voir* ci-après, pages 17, 20, 21 et ailleurs.

(2) Page 24.

luder à ses futures destinées en prodiguant l'injure à la mémoire de notre illustre maître Pinel, et des plus grands hommes dont la médecine s'honore (1).

Ces injures, qu'il me répugnerait de répéter ici, étaient formulées, comme toujours, en assertions tranchantes, en jugements arbitraires et dénués de toute espèce de preuve ou de démonstration. Qu'était-il besoin, après tout, de motiver d'une manière quelconque ces jugements? M. Tessier n'est-il pas assez grand pour juger à lui tout seul et pour condamner d'un trait de plume les plus grands hommes de la médecine?...

Notez bien qu'à cette époque, et dans l'ouvrage que je viens de citer, il n'était pas encore question de la *philosophie scolastique ou thomiste,* derrière laquelle on s'abrite aujourd'hui tant bien que mal; et que dès lors ces jugements si étranges sur les plus grandes gloires de la médecine n'avaient d'autre sanction que la pleine science, et l'autorité certaine (ou incertaine) de M. Tessier!

Enfin M. Tessier est entré en campagne. Il a pris position dans l'*Univers* le 24 février dernier.

Je laisse de côté les phrases creuses, le galimatias prétendu scientifique étalé devant les lecteurs de l'*Univers,* et j'arrive tout de suite au point de départ de notre polémique.

M. Tessier a *affirmé,* car il ne procède jamais que par affirmations sans preuves, c'est là sa méthode *scientifique,* il a, dis-je, affirmé dans l'*Univers*, que ma définition de la maladie, logiquement déduite de la tradition hippocratique, *choque le bon sens et la science en détruisant celle-ci.*

---

(2) V. les *Rech. cliniques* de M. Tessier sur le traitement de la pneumonie et du choléra par la méthode homœopathique de Hahnemann. 1 v. in 8°. Paris, 1850, chez J.-B. Baillière, libraire, r. Hautefeuille.

Cette affirmation était trop grosse et trop injurieuse pour ne pas être relevée. J'adressai donc au journal l'*Univers* une lettre ainsi conçue :

*A M. le directeur du journal l'*Univers.

Paris, 1er mars 1854.

Monsieur,

J'ai lu dans l'*Univers*, avec un vif intérêt, les articles de M. le docteur Tessier sur l'enseignement de la médecine et sur la nécessité d'une réforme des doctrines médicales qui règnent depuis trop longtemps dans nos écoles. Ces doctrines, essentiellement matérialistes, ont passé par différentes phases depuis le milieu du siècle dernier, et sont arrivées, de nos jours, à un tel état de confusion et d'anarchie, qu'elles ne présentent plus qu'un pèle-mêle d'opinions individuelles plus ou moins contradictoires, et sans autre lien entre elles que le préjugé matérialiste et rationaliste dont elles sont entichées. L'état actuel de l'enseignement médical est déplorable au point de vue scientifique, et bien plus déplorable encore dans ses résultats pratiques, qui se traduisent par une élévation effrayante du chiffre de la mortalité.

C'est donc avec grande raison que M. le docteur Tessier demande hautement et résolument une réforme, qui aurait sans doute pour objet de faire rentrer dans le néant les doctrines matérialistes, et de les remplacer par une doctrine plus large, plus élevée, fondée sur les principes d'une philosophie spiritualiste, qui n'étudie pas seulement le cadavre, mais l'homme tout entier, l'homme vivant, réagissant et pensant.

Cette salutaire réforme, que réclame M. le docteur Tessier, je la réclame aussi, et ce n'est pas d'aujourd'hui. Non seulement je la réclame, mais je m'en occupe théoriquement et pratiquement depuis une trentaine d'années, au vu et au su de mon savant confrère, et de tout le monde médical, qui ne m'en sait pas beaucoup de gré, il est vrai, mais peu importe. Le dernier travail que j'ai publié il y a quelques mois sur la *Fièvre typhoïde et le typhoïdisme* (1), contient sur ce sujet une déclaration de principes assez explicite. Je n'ai pas besoin de la renouveller ici.

Le docteur Tessier se demande par quel moyen on pourrait réformer la science médicale, et ses regards se tournent aussitôt vers la TRADITION HIPPOCRATIQUE, qu'il considère comme CE QU'IL Y A DE PLUS ELEVÉ AUSSI BIEN DANS LA THÉORIE QUE DANS LA PRATIQUE DE LA MÉDECINE.

En lisant cette phrase, je croyais être, et je m'en félicitais, dans un parfait accord avec le docteur Tessier ; car la pensée de toute ma vie a été de remettre en honneur la tradition hippocratique, bannie de nos écoles par les faux systèmes, et de la rajeunir en quelque sorte par des formules assez larges pour embrasser tous les faits, toutes les acquisitions légitimes de la science moderne.

Mais voici qu'après avoir exalté la tradition hippocratique, le docteur Tessier la renie et la repousse, pour des motifs qu'on aura quelque peine à comprendre, et surtout à concilier avec le magnifique éloge qui précède ! Il prétend que *le spiritualisme d'Hippocrate, comme*

---

(1) Broch. in-8°, chez Dentu, libraire, au Palais-royal.

celui de tous les hippocratistes sans exception, est un *spiritualisme rationaliste, variable suivant les individus...* J'en demande pardon à M. Tessier, mais je ne saurais jamais comprendre que ce qui est traditionnel puisse être rationaliste : *tradition* et *rationalisme* sont deux termes qui s'excluent et se repoussent, à peu près comme la négation et l'affirmation. Que la tradition hippocratique ait été souvent mal comprise, mal interprétée, qu'elle ait servi de texte à des divagations plus ou moins absurdes, c'est ce qu'on a vu bien des fois, c'est ce qu'on verra toujours, tant qu'il n'y aura pas pour la tradition hippocratique une autorité infaillible, comme l'Église catholique, qui en conserve le dépôt intact, et le défende efficacement contre toute interprétation erronée. Jusque-là les erreurs individuelles qui se produiront dans l'interprétation de la tradition hippocratique, en tant qu'elles ne porteront aucune atteinte au dogme catholique, ne pouront être justiciables que de l'autorité du sens commun.

J'arrive maintenant au *fait personnel* qui m'a mis dans l'obligation de demander la parole à M. le directeur du journal l'*Univers*. Le docteur Tessier ne m'a pas fait l'honneur de me nommer dans son article du 24 février dernier : je n'ai aucune raison de m'en plaindre. Mais il a, sans me nommer, jeté une grosse pierre dans mon jardin, en qualifiant comme il l'a fait une formule de philosophie médicale que je revendique, et qui a été la base de mon enseignement public de médecine pratique. Cette formule, logiquement déduite de la tradition hippocratique, consiste à présenter la maladie, considérée de la manière la plus générale, comme une *fonction* accidentelle ou anormale. Or, cela, suivant le docteur Tessier, *choque le bon sens et la science, en détruisant celle-ci*. Voilà toute la critique ; pas un mot de plus, pas un mot de moins. C'est du laconisme s'il en fut jamais. A cette assertion tranchante, et dénuée de toute démonstration, je me contenterai, quant à présent, d'opposer une assertion toute aussi tranchante dans le sens contraire. Je dis donc, et j'affirme que cette formule, loin de *choquer le sens commun*, n'est elle-même, pour qui sait la comprendre, que l'expression d'une vérité de sens commun, et que, loin de *détruire la science*, elle constitue au contraire la science des maladies sur sa véritable base.

Je ne veux ni ne puis aborder ici une démonstration qui m'entrainerait dans des détails techniques, étrangers à la plupart des lecteurs du journal l'*Univers*. Mais j'invite M. le docteur Tessier, je l'adjure même, s'il le faut, au nom des plus graves intérêts de la science et de la religion, de poursuivre avec moi cette discussion dans la *Revue médicale, journal des progrès de la médecine hippocratique*. Je mets à sa disposition, pour un objet aussi important, toutes les pages de ce recueil scientifique, dont l'orthodoxie lui est bien connue. Jamais plus belle occasion ne lui sera offerte pour développer devant un public compétent toutes ses pensées de réformation médicale, et notamment ses critiques de la tradition hippocratique. S'il veut, comme il le propose, *baptiser Hippocrate* pour rendre la médecine chrétienne, ce sera sans doute un grand sujet d'édification dans le monde médical. M. Tessier peut être assuré d'avance que ses paroles ne tomberont pas sur le sol stérile d'une indifférence muette, et que ma replique ne lui fera pas défaut. J'en prends aujourd'hui l'engagement formel devant vous, Monsieur, et devant vos nombreux lecteurs.

CAYOL.

Le journal l'*Univers* n'a pas cru devoir publier cette lettre. Il y a répondu, dans son N° du 6 mars, de la manière suivante :

« L'un de nos médecins les plus distingués, M. le docteur Cayol, ancien professeur de la Faculté de Médecine de Paris, et directeur de la *Revue médicale*, nous adresse quelques observations au sujet des articles récemment publiés par l'*Univers* sur l'*Enseignement de la médecine en France*. M. Cayol reconnaît, comme M. le docteur Tessier, la nécessité d'une réforme des doctrines qui règnent depuis trop longtemps dans nos écoles ; mais il n'est pas d'accord avec lui sur le spiritualisme de la doctrine hippocratique; et de plus, il le provoque à une discussion dans la *Revue médicale*, sur le point de savoir *si la maladie, considérée de la manière la plus générale, est ou n'est pas une fonction accidentelle et anormale..*

« M. le docteur Tessier est prêt à répondre ; mais il pense, comme son honorable et savant contradicteur, qu'un débat de cette nature ne peut avoir lieu que dans une feuille spéciale. L'*Univers* n'a donc pas à s'en occuper. Il a examiné dans son ensemble l'état de l'enseignement de la médecine en France; car ce côté du débat offrait un intérêt général ; il doit s'en tenir là. Le reste convient beaucoup mieux à la *Revue médicale*, et nous ne voulons pas empiéter sur son terrain. »

BARRIER.

Cette réponse du journal l'*Univers* me semblait tout à fait péremptoire, quant à l'acceptation par M. Tessier, de la discussion à laquelle je l'avais provoqué. M. Tessier, dit ce journal, *est prêt à répondre; mais il pense qu'un débat de cette nature ne peut avoir lieu que dans une feuille spéciale.* Je suis parfaitement d'accord avec lu sur ce point. Or, comme il n'existe pas, que je sache, de feuille plus spéciale que la *Revue médicale*, qui lui était même désignée à ce titre par le journal l'*Univers*, c'est là que j'attendais la réponse de M. le Dr Tessier.

Elle y est arrivée en effet. Je me suis empressé de la publier dans le cahier de la *Revue* du 15 avril, et je la reproduis ici textuellement, avec ma réponse à la suite.

LETTRE DE M. LE Dr TESSIER.

A monsieur le Professeur CAYOL,

Directeur de la REVUE MÉDICALE.

Paris, 24 mars 1854.

TRÈS HONORÉ CONFRÈRE,

« Avant d'aborder la question de savoir si la maladie peut être considérée comme une fonction accidentelle et anormale, ce qui est le fond du débat entre vous et moi, permettez-moi de relever quelques inexactitudes que je crois avoir trouvées dans votre lettre. »

1° Vous dites que je demande *une réforme qui aurait pour objet de remplacer les doctrines matérialistes par une doctrine plus large, plus élevée, fondée sur les principes d'une philosophie spiritualiste, qui n'étudie pas seulement le cadavre, mais l'homme tout entier, l'homme vivant, réagissant et pensant.*

« Je demande plus que cela. En effet, toutes les doctrines spiritualistes, quelles qu'elles soient, n'étudient pas seulement le cadavre ; elles ont la prétention de considérer l'homme tout entier, l'homme vivant, réagissant et pensant. Eh bien ! au milieu des doctrines médicales spiritualistes que je connais, il n'en est pas une seule qui ait quitté la tradition païenne. L'hippocratisme moderne est à mes yeux encore plus païen que le spiritualisme d'Hippocrate lui-même. Je ne prétends donc pas baser la science médicale sur une donnée spiritualiste purement et simplement, mais bien sur le *spiritualisme chrétien*, sur *la doctrine chrétienne de la nature de l'homme*, doctrine en dehors laquelle le spiritualisme est stérile. En outre, j'ai présenté la doctrine de saint Thomas sur la nature de l'homme (l'union substantielle de l'âme et du corps) comme la plus autorisée dans l'église, d'une part, et d'autre part, comme la plus féconde en vérités, tant dans l'ordre physiologique que dans l'ordre pathologique. »

« Vous voyez, très honoré confrère, que je considère comme erronée toute doctrine spiritualiste autre que celle qui sert de base à la philosophie chrétienne ou scholastique, et que je la regarde comme dangereuse pour la médecine. »

« Je suis donc bien plus exclusif, ou si vous l'aimez mieux, bien plus tranchant que vous ne m'avez fait paraître.»

« 2° Vous dites : « cette salutaire réforme, que réclame M. le docteur Tessier, je la réclame aussi, et ce n'est pas d'aujourd'hui.

« Très honoré confrère, il y a ici une équivoque. De quelle salutaire réforme prétendez-vous parler? Si c'est de faire rentrer dans le néant les doctrines matérialistes, tout le monde sait que vous vous en occupez depuis une trentaine d'années. Mais il y a une grande différence entre les deux doctrines que nous nous proposons de substituer à l'enseignement matérialiste. Jusqu'ici tous vos ouvrages, et la *Revue* elle même, ont affirmé un vitalisme très vague, très indéterminé, sans couleur, purement philosophique, et rationnaliste. Vous le reconnaissez vous-même dans l'article du 15 janvier dernier, adressé par M. le docteur Sales-Girons aux lecteurs de la *Revue médicale* : « Tant que nous avons eu un ennemi, nous avons cru « prudent de ne pas rompre l'ensemble des partis vitalistes : « nous avons, dis-je, cru devoir faire cause commune avec l'é- « cole de Montpellier pour le combattre; mais le combat fini « par la victoire, il s'agit de se reconnaître, et de se distinguer « par la pureté des principes. »

« Il y a donc une trentaine d'années que vous faites cause

commune avec l'école de Montpellier, que je combats depuis quinze ans dans mes cours, dans mes publications et dans celles de mes élèves. Nous sommes même si peu d'accord l'un et l'autre, que vous avez attaqué mon enseignement public dans la *Revue médicale* avec un ton de mépris qui ne m'a point permis d'engager avec vous une controverse. (Veuillez relire la note que vous avez ajoutée à l'article de M. Chauffart). »

« A cette époque, la *Revue médicale* ne craignait pas de rompre l'ensemble des partis vitalistes, en me désignant comme un novateur, dans la plus mauvaise acception du mot. Je représentais cependant ces principes purs, ce spiritualisme chrétien, enfin cette doctrine philosophique de St Thomas, dont aujourd'hui la *Revue médicale* se rapproche à tel point, qu'elle se dispose à combattre l'école de Montpellier, son alliée depuis trente ans, au nom de ces principes (1). »

« Je ne pouvais donc vous citer dans mes articles comme travaillant à substituer la philosophie *scolastique* à la philosophie rationaliste, puisque je vous ai toujours considéré comme *rationaliste* dans votre enseignement médical.

3° Je lis: « Le docteur Tessier se demande par quel moyen on pourrait réformer la science médicale, et ses regards se

(1) D'après votre invitation, Monsieur et honoré confrère, je viens de relire dans la *Revue médicale* (Tome I de l'année 1845, page 134) la note dont vous vous plaignez. Je vais la répéter ici, en rappelant les circonstances qui l'avaient motivée, et j'espère qu'en y réfléchissant de nouveau, vous n'y trouverez rien qui blesse la charité, ni les convenances.

Il s'agissait, vous vous en souvenez sans doute, d'une de vos leçons, reproduite et en même temps réfutée avec beaucoup de verve et de talent par M. Emile Chauffard. Vous attaquiez, dans cette leçon, mes formules de vitalisme avec des arguments que je trouvais aussi peu *parlementaires* que peu philosophiques: vous en parliez en les défigurant, comme un homme qui ne les connaîtrait pas, ou qui ne les connaîtrait que par des *ouï* dire. Ne voulant pas entamer une discussion sur un texte qui n'était pas authentique, et que vous auriez pu à la rigueur désavouer, je dus laisser la parole à M. Emile Chauffard, tournent aussitôt vers la tradition hippocratique, qu'il considère comme ce qu'il y a de plus élevé, aussi bien dans la théorie que dans la pratique de la médecine. »

Certes, je regarderai toujours la suite de la médecine hippocratique, comme ce qu'il y a de plus élevé dans l'art médical historiquement. Il suffit pour cela de comparer dans l'histoire les écoles hippocratiques avec les sectes matérialistes et empiriques qui se sont produites dans le cours des âges. Mais il ne s'en suit pas que les écoles hippocratiques n'aient pas fait fausse route depuis la renaissance, en cherchant la vérité sur la nature de l'homme en dehors de la philosophie chrétienne ou scolastique, dans les livres d'Hippocrate et de Galien, qui n'ont point connu la vérité sur ce point fondamental de la science, et qui ne pouvaient la connaître. Donc, il est naturel

---

qui du moins pouvait parler *de visu et auditu*, et je me contentai d'ajouter au bas de la première page, une note ainsi conçue :

« Il y a plus d'un mois que cet article nous a été adressé. Il paraît » avoir été écrit sous l'impression de la leçon qui y est reproduite, et » qu'on nous assure avoir été recueillie fidèlement par un sténographe. » Les idées de M. Tessier nous étaient jusque là tout à fait inconnues. Si nous devions maintenant les juger d'après cette leçon, » nous ne les croirions pas dignes d'une réfutation sérieuse. Aussi » n'est-ce pas comme réfutation de ces idées, mais comme glose de » vitalisme et d'hippocratisme que l'article de M. Chauffard pourra » intéresser les lecteurs de la *Revue médicale*. Ils se féliciteront avec » nous de voir un interne lauréat de nos hôpitaux de Paris, un jeune » homme qui déjà porte dignement un nom honorable, embrasser » avec ardeur la défense de la médecine antique et traditionnelle, » telle qu'elle est formulée par l'hippocratisme moderne. Ce sont là » de bonnes tendances qu'il est de notre devoir de soutenir et d'en» courager. »

Neuf années s'étant écoulées depuis que cette note a paru, permettez-moi de vous demander, monsieur et honoré confrère, si vous êtes encore aujourd'hui dans les mêmes idées, et si vous acceptez comme exacte l'exposition qu'en a publiée M. Emile Chauffart? Votre réponse à ces deux questions pourrait seule me déterminer à maintenir ou à modifier les termes de ma note, qui, n'étant après tout, que

qu'après avoir rendu hommage à nos prédécesseurs et à nos maîtres dans l'art médical, je me sépare d'eux en ce qui me paraît défectueux dans leurs doctrines, et que je cherche à substituer dans l'art médical le spiritualisme chrétien au spiritualisme païen et rationaliste, sur lequel repose l'hippocratisme sous toutes ses formes.

Vous ne saurez, dites-vous, très-honoré confrère, *jamais comprendre que ce qui est traditionnel puisse être rationaliste ; tradition et rationnalisme sont deux termes qui s'excluent et se repoussent, à peu près comme l'affirmation et la négation.*

---

conditionnels, loin de vous détourner de la controverse, devaient, ce me semble, vous y appeler.

Au reste, il importe de remarquer ici que dans la leçon rapportée par M. Chauffart, et dans tout votre enseignement de cette époque, il n'y avait pas un mot qui eût trait à la *philosophie scolastique*, à la *Doctrine de St-Thomas*, au caractère *payen* de l'Hippocratisme, ni enfin à la nécessité de *baptiser Hippocrate pour rendre la médecine chrétienne.* Ces idées, dont le journal l'*Univers* a reçu la première confidence ces jours derniers, sont encore de bien fraîche date, et je doute que vous ayez eu le temps de les élaborer assez pour en faire sortir une doctrine médicale. Il est de fait que vous n'en parliez pas dans vos leçons de 1845 à 1848, et je sais, par le témoignage des élèves, que, dans votre enseignement public, il n'a été question, jusqu'ici, en fait de doctrine, que de l'*Essentialité des maladies*, système fort nébuleux, soit dit en passant, qui n'est, à vrai dire, ni matérialiste, ni spiritualiste ; système qui pourrait peut-être convenir à la médecine homœopathique, mais qui est tout à fait en dehors de la médecine traditionnelle.

Ainsi donc, la *Revue médicale*, en vous *désignant comme un novateur*..., et en réfutant votre système de l'*Essentialité*, en 1845, n'a pu mériter le reproche que vous lui faites d'avoir *rompu l'ensemble des partis vitalistes*, puisqu'à cette époque, vous ne figuriez pas dans les rangs des vitalistes, et que vous étiez encore bien loin de *représenter ces principes purs, ce spiritualisme chrétien* que vous annoncez aujourd'hui, et dont nous pourrons apprécier le mérite dans la suite de cette discussion. CAYOL.

« Vous transportez, je crois, dans la discussion, des idées et des préoccupations personnelles politico-religieuses, qui ne peuvent être comprises ni discutées ici (1). Suivant vous, d'une manière absolue, tradition et rationalisme s'excluent. Cette exclusion ne me paraît nullement motivée. Une erreur philosophique peut se transmettre traditionnellement d'âge en âge, comme une erreur médicale. Je crois que l'on peut donc, sans qu'il y ait contradiction dans les termes, reconnaître ce qu'il y a d'élevé dans les écoles hippocratiques, tout en affirmant que dans cette suite, dans cette tradition, l'idée que l'on se fait de la nature humaine, est rationaliste et non chrétienne. Ce sont là vraiment les deux termes qui s'excluent: rationalisme et christianisme, puisque l'un soumet les vérités divines à la raison humaine, tandis que l'autre soumet les opinions purement humaines aux vérités divines interprétées par l'infaillible autorité du chef de l'Eglise. »

« Permettez-moi de vous dire, très-honoré confrère, que je n'ai rien compris aux deux phrases suivantes: « Que la tradi-« tion hippocratique ait été souvent mal comprise, mal inter-« prétée, qu'elle ait servi de texte à des divagations plus ou « moins absurdes, c'est ce qu'on a vu bien des fois, c'est ce

(1) Je ne puis laisser passer, sans protestation formelle; une supposition toute gratuite, et qui me paraît au moins déplacée dans une discussion scientifique. Si c'est une ruse de guerre pour donner le change à quelques lecteurs inattentifs ou passionnés, permettez-moi de vous dire, monsieur et honoré confrère, que cela n'est pas de bonne guerre. Il n'y a pas dans la lettre à laquelle vous répondez, ni dans aucun de mes écrits, un seul mot, qui, de près ou de loin, puisse vous autoriser à me supposer *des préoccupations personnelles politico-religieuses*. Si vous alléguiez pour prétexte quelques réflexions de M. de Lourdoueix dans la *Gazette de France* du 14 mars, je vous répondrais que cet éminent publiciste, en appréciant à son point de vue notre débat, a pu être influencé par *ses préoccupations politico-religieuses,* mais que ses préoccupations ne sont pas les miennes, et que vous n'avez aucune raison de me les attribuer.

CAYOL.

« qu'on verra toujours, tant qu'il n'y aura pas, pour la tradi-« tion hippocratique, une autorité infaillible comme l'Eglise « Catholique, qui en conserve le dépôt intact, et le défende « contre toute interprétation erronée. Jusque là, les erreurs « individuelles qui se produiront dans l'interprétation de la « tradition hippocratique, en tant qu'elles ne porteront au-« cune atteinte au dogme Catholique, ne pourront être jus-« ticiables que de l'autorité du sens commun. »

« Est-ce une plaisanterie ou une chose sérieuse que je viens de citer ? qui a jamais songé à une autorité infaillible en médecine, si ce n'est quelques médecins de Montpellier ? *Dùm maneat Hippocrati fides, Galeno auctoritas...* (1) »

« Vous vous méprenez essentiellement, très honoré confrère, je ne parle nullement d'erreurs individuelles, partielles. J'accuse Hippocrate et tous les hippocratistes que je connais d'avoir émis une idée fausse sur la nature humaine, d'avoir proclamé sans interruption l'union accidentelle de l'âme et du corps, et d'avoir basé la physiologie, la pathologie et la thérapeutique sur l'idée d'un double dynanisme : voilà la question. »

« Or, jamais vous n'avez combattu cette doctrine ; jamais vous n'avez affirmé celle de l'union substantielle de l'âme et du corps, qui est le fondement de la philosophie thomiste, scolastique ou chrétienne. »

« Pendant trente ans vous avez combattu sous le drapeau de l'école de Montpellier, qui professe et proclame le double dynanisme humain comme la vérité dans la question de la nature humaine. »

---

(1) A mon tour, je ne puis comprendre, monsieur et honoré confrère, que vous ne compreniez pas ce passage de ma lettre, qu'il me serait, je l'avoue, impossible de traduire dans un langage plus clair ; et je comprends bien moins encore l'importance que vous voulez y attacher. Il n'y a là ni proposition doctrinale ni formule philosophique ; c'est tout simplement une réflexion incidente, que vous pouvez laisser de côté, si bon vous semble, sans qu'il y paraisse le moins du monde dans la suite de notre discussion. CAYOL.

« Maintenant vous devez comprendre facilement qu'à mes yeux la tradition hippocratique, l'enseignement médical traditionnel doit être réformé dans son principe, non seulement parce que ce principe est rationaliste et païen, mais encore parce qu'il ne répond point aux besoins de l'art médical. Vous devez comprendre pourquoi je prétends substituer à ce principe défectueux, le principe de l'union substantielle. C'est parce que cette doctrine est la plus autorisée dans l'église, qu'elle a été définie par un concile, et qu'elle me paraît dans ses applications à la physiologie, à la pathologie, et à la thérapeutique, à la médecine générale comme à la médecine pratique, renfermer toutes les vérités acquises, produire des vérités nouvelles, et dégager l'art médical d'une foule d'erreurs méconnues et enseignées comme des vérités par les hippocratistes et les organiciens. J'ai signalé deux de ces erreurs; l'une est la maladie *fonction*; l'autre est la maladie *lésion.* »

« 4° C'est à ce propos, très honoré confrère, que vous m'accusez d'avoir jeté une grosse pierre dans votre jardin. En effet j'ai dit que cette formule: *la maladie est une fonction*, choquait le bon sens et la science en détruisant celle-ci, même en ajoutant au mot fonction l'épithète d'accidentelle ou anormale. »

« Cette formule, logiquement déduite de la tradition hippocratique, comme vous le dites très bien, nous servira, j'espère, à faire comprendre le ver rongeur de la tradition hippocratique, et la nécessité de la réforme que j'enseigne depuis longtemps, sans qu'on m'en sache plus de gré qu'on ne vous en a su pour de plus grands mérites. »

« Maintenant, comme vous êtes l'offensé, je me tiens prêt à essuyer le premier feu. Veuillez donc avoir la bonté ou de faire la démonstration de la thèse que vous soutenez sur la nature de la maladie, ou de m'indiquer les passages de vos publications que vous acceptez comme devant servir de base à la discussion. »

« J'aime à croire, très honoré confrère, que cette controverse contribuera à resserrer des liens qui ne m'ont jamais paru assez étroits, et que, cherchant l'un et l'autre la vérité, nous arriverons à baptiser Hippocrate doublement; dans l'eau, pour laver les souillures originelles de sa doctrine; dans le feu, en donnant à cette discussion un caractère de charité qui fasse oublier le triste et trop juste anathême: *Invidia medicorum pessima.* »

« Permettez-moi donc de vous offrir l'expression des sentiments respectueux que m'inspirent et votre talent, et votre caractère. » J. P. TESSIER.

RÉPONSE.

MONSIEUR ET HONORÉ CONFRÈRE,

Je commence par vous féliciter, avec une franche et vive sympathie, des sentiments de charité chrétienne et de bonne confraternité que vous exprimez en terminant votre lettre. Je souhaite, comme vous, que ces sentiments président à toute notre discussion, et j'en ai la confiance. Tout ce qu'il pouvait y avoir de plus ou moins personnel, et partant de plus ou moins chatouilleux dans ce débat, se trouve éclairci par les notes que j'ai annexées à votre lettre, et j'espère que nous n'aurons pas à y revenir. Ces notes étaient nécessaires pour déterminer, sans aucun équivoque, notre position respective, et le point de départ de notre correspondance. Cela fait, j'aborde tout de suite, et sans autre préambule, le fonds même de la discussion.

J'ai défini la maladie UNE FONCTION ACCIDENTELLE ET ANORMALE DE L'ORGANISME.

Vous demandez une démonstration de cette thèse : la voici. Je n'aurai qu'à l'extraire presque mot pour mot de ma *Clinique médicale* qui a paru en 1835, et de quelques-unes de mes leçons publiées dans la *Revue médicale* de 1824 à 1830.

Ma définition de la maladie n'est pas une pensée isolée, ni une conception arbitraire. Elle est la conséquence et le corollaire de plusieurs propositions ou aphorismes qui se suivent et s'enchaînent dans un ordre logique. Il faut donc, pour l'expliquer et la démontrer, que je commence par poser ces propositions fondamentales du vitalisme, tel que je l'ai compris et formulé, sous le titre d'HIPPOCRATISME MODERNE.

J'entrerai ensuite dans les développements nécessaires pour démontrer jusqu'à l'évidence chacune de ces propositions, qui toutes, sans en excepter la définition de la maladie, peuvent être ramenées à des vérités de sens commun.

Cette exposition une fois terminée, autant du moins que peuvent le permettre les limites d'une discussion épistolaire, vous aurez sous les yeux une esquisse restreinte, mais fidèle, de l'*hippocratisme moderne*, c'est-à-dire, de la doctrine hippocratique traditionnelle, rajeunie, en quelque sorte, par des formules assez larges pour embrasser non-seulement tout le domaine de la médecine antique, mais encore tous les faits anatomiques, physiques, chimiques, microscopiques, en un mot tout le travail, toutes les acquisitions légitimes de la science moderne.

C'est alors seulement, c'est lorsque j'aurai fait comprendre cette doctrine, dans son principe philosophique et dans ses applications pratiques, qu'il sera facile d'apprécier la valeur des singuliers reproches que vous lui adressez avant de la connaître, en disant qu'elle *affirme un vitalisme très vague, très indéterminé, sans couleur, purement philosophique et rationaliste*, et, ce qui serait bien plus grave, que ce vitalisme a un caractère *payen.*

—

APHORISMES DE L'HIPPOCRATISME MODERNE.

I.

Tout corps organisé vivant est doué, pendant un temps déterminé, de la faculté de pourvoir à sa propre conservation, d'opposer une résistance active à tous les agents de destruction, et de réparer incessamment ses pertes.

II.

Cette faculté, inhérente et propre au corps organisé vivant, est le résultat d'une force particulière qui préside à tous les phénomènes de la vie, et que nous nommons en conséquence *force vitale*. Mais comme cette force ne se manifeste que par l'action des organes, toutes les fois que nous la considérons dans ses actes nous l'appelons *organisme*.

III.

La vie, considérée dans ses rapports avec le monde extérieur, ne consiste que dans une lutte ou réaction incessante de l'organisme contre les lois générales de la gravitation et de l'affinité, de la propagation du calorique, de l'électricité, du magnétisme, et peut-être encore d'autres agents inconnus.

IV.

Indépendamment de cette lutte ou réaction *normale* de l'organisme, qui ne trouble point l'harmonie des fonctions, puisqu'au contraire elle en est la fin et le résultat naturel, des réactions *accidentelles ou anormales* de l'organisme sont provoquées par tous les agents accidentels de trouble et de destruction, par toutes les causes de maladie.

V.

Toute maladie est donc une réaction accidentelle anormale ou pathologique, de l'organisme contre une cause accidentelle de trouble.

VI.

Une *réaction*, c'est, suivant l'étymologie et le sens commun, une *action provoquée*. Or, une action, un acte de l'organisme, soit *provoqué* soit spontané, qui a un but, une tendance, est par cela même une *fonction* : Il est impossible de le caractériser par un autre nom.

VII.

Toute maladie est donc UNE FONCTION ACCIDENTELLE OU ANORMALE DE L'ORGANISME, qui a pour but, pour tendance, d'éliminer ou d'assimiler la chose qui nuit, (le corps étranger, le principe hétérogène, la cause morbifique), de réunir ce qui est accidentellement divisé, et de réparer tous les désordres, soit qu'ils résultent de la présence du principe hétérogène, ou des efforts même d'élimination ou d'assimilation.

VIII.

Le corps organisé vivant présente donc à l'observation médicale deux ordres de fonctions : les fonctions naturelles ou physiologiques, et les fonctions accidentelles ou pathologiques. Les unes et les autres tendent par des procédés divers au même but, qui est la conservation de l'individu.

IX.

Ces deux ordres de fonctions dérivent d'une seule et même loi, la loi de la vie, exprimée par le mot *force vitale*, lorsqu'il s'agit des fonctions naturelles ou physiologiques, et par celui de *force médicatrice* lorsqu'on étudie les fonctions accidentelles ou pathologiques qui constituent les maladies.

X.

La réaction accidentelle ou pathologique peut être générale ou locale. La réaction générale a pour agents le cœur et les centres nerveux. La réaction locale a pour agents les nerfs et les vaisseaux de la partie affectée.

XI.

La réaction pathologique, soit générale soit locale, varie dans ses procédés et dans son intensité suivant une infinité de circonstances, qui sont relatives : 1° à la nature de la cause morbifique, c'est-à-dire à l'affection ; 2° aux dispositions individuelles; 3° aux influences extérieures.

XII.

Lorsque la réaction est *aiguë*, c'est-à-dire vive, prompte, énergique, avec exaltation de la chaleur vitale et de la sensibilité, elle prend le nom de *fièvre* ou d'*inflammation*, suivant qu'elle est générale ou locale.

XIII.

La fièvre est donc une réaction générale de l'organisme avec exaltation de la chaleur vitale et de la sensibilité.

XIV.

L'inflammation est donc une réaction locale de l'organisme avec exaltation de la chaleur vitale et de la sensibilité.

XV.

L'inflammation est donc une *fièvre locale*, comme la fièvre est une *inflammation générale*.

XVI.

Ces deux mots fièvre et inflammation signifient donc en dernière analyse la même chose: ils n'expriment point le mode ni la nature de la réaction ; mais seulement sa mesure, son degré d'intensité.

XVII.

Toute réaction locale peut exciter consécutivement la réaction du cœur et des centres nerveux ; elle devient alors générale. Ainsi, toute inflammation locale, soit externe, soit interne, peut devenir cause de fièvre, avec d'autant plus de facilité, que la partie affectée est plus sensible, plus irritable, et qu'elle a des sympathies plus actives avec le cœur et les centres nerveux.

XVIII.

Il y a donc des maladies aiguës ou *fièvres* primitivement locales, et qu'on appelle dans le langage ordinaire de la pathologie *fièvres symptômatiques.*

XIX.

La réaction générale ou *fièvre* est aussi provoquée directement par diverses causes, qu'on peut diviser en deux classes pour la clarté de l'exposition , mais sans attacher d'autre importance à cette division. Les unes paraissent agir primitivement sur le solide vivant : ce sont les affections morales, les commotions physiques, les vicissitudes atmosphériques, la surcharge électrique de l'atmosphère, etc. Les autres paraissent agir primitivement sur les liquides : ce sont toutes les choses *infectieuses* ou délétères, qui, pénétrant par les voies de l'absorption à travers les tissus tégumentaires (la peau et les membranes muqueuses) circulent avec le sang qu'elles vicient, et provoquent ainsi une réaction anormale du cœur et des centres nerveux. Tels sont les virus, les venins, les *contages*, les miasmes nosocomiaux, les exhalaisons putrides, les effluves paludéens, et les causes inconnues de certaines épidémies.

XX.

Il y a donc des maladies aiguës ou *fièvres* primitivement générales, c'est-à-dire des fièvres primitives ou essentielles.

XXI.

La fièvre n'est donc pas un *être*, comme on pourrait

l'inférer du mauvais langage de certains systèmes. Elle n'est pas un *être*, mais un acte ou une action de l'organisme : c'est une action provoquée, c'est-à-dire une *réaction* ; cette réaction a une tendance, un but ; c'est donc une *fonction :* fonction accidentelle ou pathologique, provoquée et nécessitée par une cause accidentelle de trouble ou de destruction, en vertu de cette loi primordiale de l'organisation, que nous exprimons par les mots *force vitale* et *force médicatrice,* qui ne signifient en dernière analyse que la même chose, puisqu'ils n'expriment qu'une seule et même loi, de laquelle dérivent naturellement tous les phénomènes physiologiques, comme tous les phénomènes pathologiques.

XXII.

Il ne faut donc plus demander quel est le *siège* de la fièvre, mais quels sont ses agents, ses instruments ou ses organes? La réponse à cette question a été donnée ci-dessus (aphor. X).

XXIII.

La maladie étant dans sa nature et son principe un acte vital, il n'est plus plus permis de la confondre, comme on l'a fait jusqu'ici, avec les lésions ou altérations matérielles des organes, qui n'en sont que les résultats éventuels et les conséquences.

XXIV.

Toutes les altérations physiques ou matérielles des organes, que l'anatomie pathologique embrasse dans son vaste domaine (indurations, ramollissements, hypertrophie, atrophie, suppurations, épanchements, dégénérations de toute espèce, tubercule, cancer, mélanose, cirrhose, stéatome, athérome, etc.,) sont des produits d'exhalations, de sécrétions ou d'autres fonctions anormales ou pathologiques, lesquelles ont leur type dans les fonctions naturelles.

—

Réduire ainsi la théorie médicale à la coordination logique des faits qui résultent de l'observation de l'homme vivant et réagissant, c'est introduire dans la science médicale un langage clair, précis et rigoureux; c'est s'affranchir enfin de cette nécessité déplorable de fonder toute la science des maladies sur des mots qu'on n'a jamais pu définir. Car, s'il y a une vérité dont tout le monde convienne aujourd'hui, et qui soit avouée par toutes les écoles médicales les plus opposées, c'est qu'après tant de siècles d'études, de travaux et de découvertes, on n'a jamais pu définir d'une manière philosophique et pratique, ni la maladie en général, ni la fièvre, ni l'inflammation.

Ces trois définitions, sans lesquelles toute doctrine médicale est un édifice sans fondement, ont toujours été impossibles, tant qu'on n'a pas séparé la maladie, acte vital, des altérations et dégénérations organiques, qui n'en sont que les résultats éventuels et les conséquences.

Lorsque Stoll disait, avec une haute raison, que la fièvre est un effort de la vie pour repousser la mort, *molimen vitæ conantis mortem depellere*, ce grand médecin était évidemment sur la voie des définitions vitalistes qui manquaient encore à la science. Il n'aurait eu besoin, pour y arriver, que de généraliser sa proposition par une formule philosophique assez large pour embrasser toute la pathologie.

Mais le moment n'était pas encore venu: la science n'était pas encore mûre, pour ce changement. L'anatomie pathologique était à peine née; il lui fallait le temps de grandir, de se développer, et de dire enfin son dernier mot. Ce n'est que de nos jours qu'il a été possible de circonscrire son domaine et de lui assigner sa véritable place, à la suite des actes vitaux qui constituent les maladies. (Aph. XXIV).

C'est dans l'*hippocratisme moderne* qu'on trouve pour la première fois la maladie en général, la fièvre et l'inflammation, considérées comme des actes essentiellement vitaux, et définies d'après ce caractère.

C'est là le point culminant et le principal mérite de cette Doctrine.

Pour compléter la démonstration que je vous ai promise, Monsieur et honoré Confrère, je vous dois quelques développements et commentaires, non pas sur chacun des 24 aphorismes, ce qui exigerait un traité complet de médecine, mais sur ceux qui peuvent le mieux élucider l'objet spécial de notre controverse.

Les trois premiers aphorismes posent la VIE ou la FORCE VITALE, comme le fait initial, le fait *principe* de l'observation médicale. Vous remarquerez d'abord que ce n'est pas la vie, représentée par une hypothèse arbitraire, ou par une conception ontologique, telle que l'*archée* de Van Helmont, le *principe vital*, le *fluide électro-vital*, l'*impondérable physiologique*, etc., ou enfin par un fait secondaire, comme l'*irritabilité* Broussaisienne. Non, ce n'est rien de tout cela ; c'est la vie elle-même, la vie telle qu'elle est, telle qu'elle se manifeste à nos yeux, avec ses caractères et ses attributs, qui sont accessibles à l'observation la plus vulgaire. Tout le monde sait, en effet, que le corps vivant diffère essentiellement de la matière brute ou inorganique. Tout le monde sent *instinctivement* qu'il y a en nous une force de résistance, et que cette résistance est *active*, c'est-à-dire *vitale*, et non pas *passive* et inerte, comme la résistance de la pierre au marteau. Ces vérités de sens commun suffiraient seules pour démontrer et caractériser la vie ou force vitale, telle qu'elle est comprise dans l'hippocratisme moderne.

La vie est une loi du créateur, aussi inexplicable que toutes les autres lois de l'univers. La vie est la loi des corps organisés, comme l'attraction est la loi de la matière brute ou inorganique.

Il y a quelques années qu'un médecin distingué, homme d'esprit et de science, mais chaud partisan des doctrines matérialistes et *iatro-chimiques,* attaquait à son point de vue le vitalisme de la *Revue médicale.* Il s'aheurtait principalement à la comparaison que je fais de la force vitale avec l'attraction, et voici ce que je lui répondais. Je reproduis ici cette polémique comme commentaire et développement de ma proposition.

« Oui, nous comparons la force vitale à la loi de l'attraction. Oui, nous avons dit, il y a déjà longtemps, et nous soutenons encore aujourd'hui, que la force vitale est aux corps organisés ce que l'attraction est à la matière brute et inorganique. Oui, nous avons dit et nous le pensons encore, qu'en proclamant cette loi primordiale de l'organisation, Hippocrate a fait pour la physiologie ce que Newton fit plus tard pour la physique générale.

» L'attraction, dites-vous, n'est pas une hypothèse : elle est l'expression d'un fait général, c'est-à-dire d'un principe. »

D'accord. Mais cela est tout aussi vrai de la force vitale, telle que nous la comprenons et la formulons.

« L'attraction, dites-vous encore, est le principe le » plus général et le mieux constaté qu'on puisse trouver » dans les sciences humaines. »

Nous le reconnaissons comme vous ; mais nous prétendons aussi que la *force vitale*, ou la vie, si vous l'aimez mieux, est le fait le plus général et le mieux constaté qu'on puisse trouver dans la science physiologique. Nous ne devinons pas ce que vous pourriez dire à l'encontre de cette proposition.

Poursuivons la comparaison que vous avez vous-même provoquée, entre l'*attraction* et la *force vitale*. Pour qu'il n'y ait pas d'équivoque possible, nous continuons à rapporter vos propres paroles sur l'*attraction*, pour les appliquer phrase par phrase à la *force vitale*.

« Toutes les molécules de la matière s'attirent : voilà » un des faits les plus incontestables ; or, l'action d'atti- » rer s'appelle *attraction*. Ce mot n'explique pas le fait, » il l'exprime. »

Tout corps organisé vivant oppose une résistance active et synergique aux agents de destruction. C'est un fait aussi évident et aussi incontestable que celui de l'*attraction*. Or, le fait de la résistance active ou *réaction* est le caractère le plus essentiel de la *vie*, et s'appelle du même nom. Le mot *vie* ou *force vitale* n'explique pas le fait, il l'exprime.

« L'attraction est une force calculée, mesurée, con- » nue ; c'est une puissance réelle qui agit sur les molé- » cules les plus ténues comme sur les masses sydérales » les plus imposantes. C'est un des attributs les plus es- » sentiels de la matière, une qualité qui en est insépara- » ble, une propriété indestructible, *éternelle comme elle-* » *même...* »

Sauf *l'éternité de la matière*, que nous n'admettons pas, mais que nous n'avons pas à discuter ici, parce qu'elle est en dehors de la question, tout le reste est incontestable, et peut s'appliquer à peu près littéralement à la *force vitale*. La force vitale, dirons-nous à notre tour, est une force *connue*, aussi connue pour le moins que l'attraction. Elle peut être comme elle *calculée* et *mesurée*, non par des instruments mathématiques, mais par l'observation physiologique et pathologique; c'est une *puissance* non moins *réelle* que l'attraction ; elle agit sur *les molécules les plus ténues* de la matière organisée, comme sur les appareils organiques les plus considérables. Elle est l'*attribut le plus essentiel* de l'organisation. Le seul point différentiel que nous apercevions, c'est *la durée;* et encore pourrions-nous dire, pour pousser à bout la comparaison, que si la vie n'a qu'une durée limitée pour l'individu, elle se perpétue dans l'espèce par la génération.

Vous étalez ensuite d'un air triomphant les phénomènes de la germination et de l'incubation. Vous croyez en tirer un argument irrésistible contre la *force vitale.* Ah ! permettez-nous de le dire, si vous n'étiez pas offusqué par le préjugé matérialiste, et si vous aviez réfléchi plus sérieusement sur ces merveilleux phénomènes de la germination et de l'incubation, vous y auriez trouvé, comme nous, la plus belle démonstration de cette *force vitale*, que vous niez parce que vous ne voulez pas la comprendre. Eh quoi ! lorsque vous avez déposé une graine dans la terre, et placé un œuf sous une température favorable à l'incubation, si une plante s'organise d'un côté, et un animal de l'autre, vous ne découvrez dans ces évolutions admirables que les résultats de combinaisons chimiques, déterminées par un certain degré de chaleur et d'humidité !.. N'est-il pas évident que la chaleur et l'humidité ne sont là que les conditions, et non pas la cause productrice des phénomènes ? Ne voyez-vous pas qu'il y a un abyme entre la combinaison chimique la plus compliquée, et l'organisation de l'animal le plus simple, ou même d'un végétal? Dans la graine comme dans l'œuf, comme dans tous nos organes, il se passe certainement quelque chose de chimique ; mais ce quelque chose est subordonné à la vie, et toujours plus ou moins modifié par sa puissance souveraine.

La partie essentielle de la graine, comme de l'œuf, c'est le germe, qui n'est pas apparemment un produit chimique. Or, ce germe, nous le voyons croître, se développer par des évolutions successives, s'organiser, se nourrir par instussusception et assimilation, présenter en un mot les attributs essentiels de la vie. Nous en concluons que la *vie* ou *force vitale* existe dans le germe, et qu'elle préexiste même à l'organisation, dont elle est le mobile, le *nisus formatrix*, comme disaient les anciens.

Après le détail d'une série d'expériences chimiques, dont les résultats n'apportent pas des arguments bien sérieux à votre thèse matérialiste, vous ajoutez ce qui suit : « Maintenant pouvons-nous dire que ce n'est pas » l'arrangement particulier de la matière, dans les végé- » taux et dans les animaux, qui produit ces phénomènes » admirables et mystérieux, dont nous sommes incapa- » bles de suivre la marche et de distinguer les causes ? »

Et la loi de *consensus* et de synergie, qui rend solidaires tous nos organes, et les fait concourir avec une si parfaite harmonie à la conservation de l'individu vivant, soit dans l'état de santé, soit dans l'état de maladie, comment la ferez-vous sortir de *l'arrangement particulier de la matière?* Remarquez bien que dans le mécanisme de notre organisation, considérée dans son ensemble et dans ses innombrables détails, tout respire l'intelligence la plus sublime, et que cette intelligence n'est pas la nôtre ; car quelqu'immense que soit l'orgueil de l'homme, il n'a jamais eu la prétention de présider à ces combinaisons presqu'infinies de mouvements circulatoires et oscillatoires qui s'exécutent dans les profondeurs de son être, et qui le font vivre, sans qu'il en ait même la conscience. Quelle est donc cette intelligence, si étrangère et si supérieure à celle de l'homme, si ce n'est l'intelligence de Dieu créateur, toujours présent dans l'Univers par les lois qu'il lui a imposées? Supposez tel *arrangement* que vous voudrez de la matière; faites intervenir les courants électriques et tous les fluides *impondérables* que vous pourrez découvrir, vous n'en ferez jamais sortir l'intelligence, vous n'expliquerez jamais *matériellement* cette *Providence intérieure de l'organisme*, que Broussais lui-même était forcé de reconnaître et de proclamer, quoiqu'il n'en tirât pas toutes les conséquences. »

Après avoir défendu le vitalisme, tel que je l'entends, contre les attaques du *matérialisme*, faut-il maintenant que je le défende contre les attaques de votre *spiritualisme?* Eh bien, soit.

Si j'ai bien compris les reproches que vous faites à l'hippocratisme moderne, une doctrine qui s'incline avec respect devant une loi du créateur, comme saint Paul s'inclinait devant la majesté des plus hauts mystères, et qui s'écrie avec ce saint docteur, *ô altitudo!* n'est pas assez spiritualiste à votre gré; elle est même, s'il faut vous en croire, *payenne!*

Une telle imputation n'est pas sérieuse, et je puis la livrer sans commentaires au bon sens et à la conscience de nos lecteurs. Mais je veux profiter de l'occasion qui m'est offerte pour déclarer que, s'il m'était démontré par autorité compétente qu'une proposition quelconque de l'*hippocratisme moderne* est en opposition avec le dogme catholique, je la supprimerais sans hésiter comme fausse et erronée, lors même que sa suppression devrait entraîner la ruine de la doctrine tout entière :

Au reste, je sais bien ce qu'il faudrait faire pour entrer dans vos vues ; mais je ne suis nullement tenté de m'engager dans cette voie, que je regarde comme fausse et dangereuse.

Au lieu d'accepter simplement la *force vitale* comme loi de la création, et comme principe fondamental de la science médicale, il faudrait rechercher la nature et l'essence de cette loi, c'est-à-dire sortir du domaine de l'observation médicale, pour entrer dans celui de la théologie.

Là plusieurs opinions se présentent. La plus autorisée dans l'Eglise paraît être celle de Saint-Thomas, qui considère la force vitale comme une des attributions de l'âme pensante immatérielle, dont l'union substantielle avec le corps constitue la personnalité humaine: *Una tantum est anima intellectiva, quæ vegetativæ et sensitivæ et intellectivæ officiis fungitur.*

Cette doctrine *extra-médicale*, ou *supra-médicale*, si vous voulez bien me passer cette expression, se concilie d'ailleurs parfaitement avec l'hippocratisme moderne; et, si je devais l'inscrire en tête de ses aphorismes, je n'aurais pas à changer un *iota* à mes formules de vitalisme.

Pourquoi donc, me direz-vous, ne le feriez-vous pas? Je ne le ferai pas, parce que je n'y vois aucune utilité pour la science médicale, et surtout parce que je ne veux pas introduire dans la philosophie médicale une proposition théologique.

Dans cet amalgame de principes tirés de deux sciences qui reposent sur des vérités d'un ordre différent, s'il n'y a pas *contradiction* (et il ne peut pas y en avoir entre deux doctrines également vraies, puisque les vérités, de quelque ordre qu'elles soient, découlent toutes d'une même origine qui est Dieu ;) si, dis-je, il n'y a pas contradiction dans cet amalgame de principes, il y a toujours *incohérence* et *inconvenance*.

Jetez les yeux sur l'histoire de la médecine et de ses vicissitudes dans le cours des siècles, vous verrez qu'elle n'a jamais gagné, mais qu'au contraire elle a toujours perdu, lorsqu'elle a voulu sortir de son légitime domaine, pour empiéter sur les champs de la théologie, de la psychologie ou de la métaphysique. De nos jours encore, voyez ce que produisent sous nos yeux, dans l'École de Montpellier, ces discussions sans fond et sans rives sur *le double dynamisme humain*, qui nous donnent le triste spectacle de médecins, d'ailleurs fort honorables, se jetant à la tête, réciproquement, des textes de l'Écriture ou des pères de l'Église, que chacun interprète ou façonne à sa guise ; et le tout pour soutenir des thèses qui sont sans application aucune à la science médicale.

Dieu veuille nous préserver à jamais de ces fâcheuses tendances, où la religion n'a pas plus à gagner que la science, et qui pourraient faire rétrograder la médecine, je ne dirai pas jusqu'à sa naissance, mais jusqu'à sa renaissance au moyen âge !

Ecoutez ce qu'écrivait, il y a 25 ans, un auteur dont le catholicisme n'est pas douteux, et qu'on peut citer, à juste titre, comme un des penseurs les plus profonds et les plus judicieux de notre temps :

« Les sciences, dit l'illustre Frédéric Bérard, de Mont-
« pellier, ne sont pas soumises les unes aux autres. Cha-
« cune d'elles doit reposer sur les faits qui lui sont pro-
« pres, puisqu'une science n'est, comme nous l'avons
« dit plusieurs fois, que la collection systématique des

« faits qui lui appartiennent. Cette loi conservatrice de « leurs droits respectifs a éte violée presque dans tous « les temps ; et c'est à cette violation qu'il faut rapporter « la plus grande partie des erreurs qui ont arrêté leurs « progrès.

« Les sciences physiques doivent avoir pour base les « faits du même ordre. Tant qu'on les a étudiées dans la « théologie mystique, dans l'ontologie et dans la mé- « taphysique, elles n'ont pas même existé. » *(Doctrine « médicale de l'École de Montpellier.* — 1 vol. in-8°. « Paris, 1819, p. 209.)

Ecoutez encore Frédéric Hoffmann, cette grande lumière de la médecine à la fin du dix-septième siècle. Homme d'une vaste science et d'une fervente piété, il voulait que le médecin fût chrétien : *medicus sit christianus* ; mais il n'a jamais dit : *medicina sit christiana*, parcequ'il comprenait trop bien la médecine pour avoir la pensée de la détourner de ses véritables principes. Oui, le médecin a besoin, dans l'exercice de son noble et délicat ministère, d'être guidé et soutenu par les principes de la morale la plus élevée et la plus pure. Oui, il est bien vrai que cette morale parfaite ne se trouve que dans la religion chrétienne, bien comprise et fidèlement pratiquée. Faisons donc, autant que nous le pourrons, par nos conseils et par nos exemples, des *médecins chrétiens*, suivant le vœu de notre illustre devancier : ce sera chose plus méritoire et plus utile que de faire la *médecine chrétienne* comme vous l'entendez.

Est-ce à dire, cependant, que la science du médecin doit se renfermer stupidement dans le monde matériel, et ne rien voir au delà ? Oh, certes, une telle proposition est bien loin de ma pensée.

Le médecin, pour être à la hauteur de sa grande et

presque divine mission, ne doit être étranger ni à la théologie, ni à la psychologie, ni à la métaphysique, ni à aucune des sciences morales et sociales.

Mais, pour s'éclairer des lumières de ces différentes sciences, il faut qu'il les étudie d'après les méthodes propres à chacune d'elles. Il est aussi impossible de faire de la médecine avec les principes, la méthode et le langage de la théologie, que de faire de la théologie avec les principes, la méthode et le langage de la médecine.

Je ne pousserai pas plus loin ces considérations, et je reviens à la définition de la maladie, telle qu'elle est formulée dans l'aphorisme VII.

Cette définition n'est que l'expression rajeunie, épurée et agrandie, d'une pensée aussi vieille que la médecine, et qui a été son premier fondement. Je veux parler de *cette force médicatrice de la nature*, qui a excité l'admiration des plus beaux génies, qu'Hippocrate a le premier reconnue, et qu'il a célébrée dans tant de pages de ses immortels écrits. La nature, s'écrie-t-il, est la vraie médicatrice des maladies: *natura morborum medicatrix*. Les natures des animaux, ajoute-t-il, sans avoir été instruites, se frayent des voies salutaires, et opèrent tout ce qui est nécessaire sans avoir l'intelligence (1). Enfin, dit-il encore, la nature suffit à tout... Il faut considérer dans l'homme non seulement les contenants ou les solides, et les contenus ou les liquides, mais surtout les puissances actives ou ce qui donne le mouvement Τὰ ορμῶητα... Il faut conduire où tend cette nature, et si elle est opprimée, la soulager. Mais son effort est avant tout nécessaire dans les maladies; car si elle répugne, tout ce que le médecin pourra faire deviendra inutile.

(1) Epid. VI, sect. 5.

L'art médical, dit toujours Hippocrate, délivre de ce qui est douloureux et rend la santé en ôtant ce qui produisait la maladie ; mais la nature sait faire tout cela d'elle-même. Elle est donc prévoyante et sage, comme une mère tendre et juste (1).

Que de grandes vérités et d'utiles leçons dans ces sentences du père de la médecine, vérités éternelles, indépendantes de tous les systèmes, que Galien, Arétée, Stall, Sydenham, Boerrhaave, Baglivi, Stoll, Corvisart, Pinel, et les grands observateurs de tous les siècles ont à l'envi proclamées !

Examinez à ce point du vue toutes les maladies, depuis la plus légère jusqu'à la plus grave, depuis la plus simple piqûre jusqu'à ces altérations profondes qui dénaturent le tissu des viscères, vous verrez dans toutes un concours et une suite d'efforts conservateurs, différents suivant la nature et les périodes de la maladie, mais toujours bien appropriés à la cause morbifique ou à l'*affection*, et aux désordres qui doivent être réparés. Citons quelques exemples.

Un grain de sable a pénétré dans la duplicature de la conjônctive, et affecté d'une manière plus ou moins douloureuse le globe de l'œil. Aussitôt la circulation locale est accélérée ; une plus grande quantité de sang afflue (2) dans la conjonctive et dans la glande lacrymale, qui y puisent les matériaux d'une abondante sécrétion de larmes et de mucus, jusqu'à ce qu'enfin le corps étranger soit entraîné au dehors par le flot de ces humeurs.

S'agit-il d'un corps étranger qui ne peut être éliminé, parce qu'il est trop lourd, trop volumineux, trop adhé-

(1) De arte, et lib. 1 de Vict. rat.

(2) Ubi stimulus ibi fluxus. HIPPOCRATE.

rent, ou situé trop profondément dans les viscères ? Un tissu accidentel se formera autour de lui, comme une barrière, pour l'isoler complétement des parties environnantes, et le mettre ainsi dans l'impossibilité de nuire. On peut citer pour exemples les balles dont l'extraction a été impossible par les moyens de l'art, et qui ont séjourné pendant de longues années dans les membres, et même dans les cavités splanchniques, sans causer ni douleurs, ni troubles de fonctions ; le kyste qui enleloppe le fœtus dans les grossesses extra-utérines : l'admirable procédé de la nature pour la guérison de l'apoplexie par hémorrhagie cérébrale, etc.

Voulez-vous un exemple bien remarquable, choisi dans un ordre de maladies tout différent ? Voyez ce qui se passe lorsque le cours des matières fécales est intercepté par l'étranglement d'une hernie. Quelle énergique et violente réaction de l'organisme contre la puissance physique qui l'opprime ! Tous les appareils organiques réunissent leurs efforts, et semblent se liguer, pour concourir, chacun suivant ses moyens, à repousser l'ennemi commun : la partie supérieure du canal intestinal, distendue par les matières fécales accumulées, et menacée de rupture, se contracte énergiquement sur ces matières, et parvient avec le secours du diaphragme et des muscles abdominaux, à les expulser par la bouche ; tout le reste de l'appareil digastif participe à cette agitation convulsive, qui tend à dégager et à ramener dans le ventre la portion d'intestin incarcérée. Le cœur lui-même redouble ses contractions pour accélérer la circulation du sang, et faire parvenir dans les organes opprimés une plus grande quantité de cette humeur vivifiante.

Voyez encore ce qui arrive dans les inflammations des membranes séreuses, où le produit de la sécrétion pathologique devient lui-même un corps étranger, d'autant plus nuisible, que, renfermé dans un sac sans ouverture, il ne peut être *éliminé*, et doit être, en conséquence *assimilé*. Par un merveilleux concours d'actes vitaux, ce liquide purulent ou séro-purulent, peu à peu modifié dans sa composition, se transforme en un tissu membraniforme, qui revêt insensiblement les caractères d'un tissu *cellulaire*, *fibreux* ou *fibro-cartilagineux*, et finit ainsi par se naturaliser dans l'organisme.

Parlerai-je des fièvres, et surtout des fièvres éruptives, où l'on suit en quelque sorte pas à pas le principe morbifique, depuis le moment de son introduction dans le corps vivant jusqu'à son élimination par la peau. Quels désordres dans toutes les fonctions ! accélération de la circulation et de la respiration ; accablement, somnolence, délire, convulsions, vomissements, déjections involontaires, etc. Tous ces désordres, quelquefois si effrayants, s'apaisent comme par enchantement, et tout rentre dans l'ordre naturel, aussitôt que l'éruption s'est développée régulièrement à la peau.

Et dans ces fièvres continues graves, qui affectent essentiellement les centres nerveux, et qu'on a nommées malignes, ataxiques, adynamiques, typhus, etc., ne voyons-nous pas des phénomènes critiques qui présentent la plus grande analogie avec ceux des fièvres éruptives ?

Ces exemples, qu'on pourrait multiplier par milliers, et qui s'offrent chaque jour à l'observation du médecin praticien, prouvent à qui sait réfléchir, une vérité médicale de premier ordre, qui a frappé les plus grands médecins de tous les temps, qu'aucune découverte moderne n'a pu infirmer, et qui est en parfait accord avec les plus saines notions de la physiologie : c'est que le corps vivant réagit contre toutes les causes de trouble ou de destruction; que cette réaction ou résistance active ne se borne pas à l'élimination ou à l'assimilation de la cause matérielle du trouble, mais qu'elle pourvoit encore à la réparation des désordres ; et *qu'enfin* cette suite d'actes vitaux que nous désignons par le nom de *réaction pathologique* est le caractère le plus général de la maladie.

Vous avez pu remarquer que dans la définition de la maladie (aph. VII), je n'ai pas fait entrer l'*affection*, sans laquelle cependant la maladie ne peut pas exister. La *réaction* étant une action provoquée, ne peut pas exister sans une cause provocatrice; or cette cause provocatrice, c'est l'*affection*, c'est-à-dire tout ce qui peut affecter l'organisme vivant. *L'affection* est donc nécessaire pour constituer la maladie ; mais la *réaction* seule la caractérise, et ce caractère suffit pour en donner la définition la plus complète, puisque la réaction présuppose nécessairement l'affection.

Quoique la réaction soit le caractère le plus essentiel de la maladie, il ne faut pas croire cependant qu'elle prédomine toujours sur l'affection. Si dans certaines maladies cette prédominance est manifeste, dans d'autres, c'est tout le contraire.

Ainsi, dans les maladies aiguës ou *fièvres,* la réaction est toujours prédominante, et le plus souvent excessive. C'est pourquoi le traitement de ces maladies, surtout dans leurs premières périodes, est généralement fondé sur la diète et sur ce qu'on appelle la médication antiphlogistique, qui comprend la saignée, les adoucissants, les calmants, etc.

Au contraire, dans les maladies chroniques, c'est l'affection qui est en général prédominante. La réaction y est presque toujours faible, insuffisante, et dans certains cas très peu apparente, mais jamais absente. Car si la réaction présuppose nécessairement l'affection, comme je l'ai dit ci-dessus, il est tout aussi certain que l'affection ne peut pas exister sans provoquer la réaction, suivant la loi de la vie, qui est souveraine et absolue dans l'organisme.

Selon la prédominance relative de l'un ou de l'autre de ces deux éléments pathologiques, les maladies peuvent être divisées en deux classes : maladies aiguës ou *réactives* ; maladies chroniques ou *affectives.*

Quoique cette lettre soit déjà longue, je ne la terminerai pas sans appeler particulièrement votre attention sur les aphorismes XXIII et XXIV, ne fût-ce que pour vous édifier sur la *maladie fonction*, et la *maladie lésion*, que vous signalez comme DEUX ERREURS : vous auriez pu dire deux hérésies, puisque vous prétendez les combattre par la philosophie chrétienne, *scolastique* et *thomiste.*

Vous avez pu voir déjà, et vous jugerez bien mieux encore par les deux aphorismes ci-dessus indiqués, que *l'hippocratisme moderne* est fort innocent de ces deux hérésies.

Je crois l'avoir suffisamment justifié à l'endroit de la *maladie fonction.*

Quant à la *maladie lésion*, elle lui est parfaitement inconnue, attendu qu'un de ses dogmes fondamentaux, c'est de ne jamais confondre la maladie, acte vital, avec les *lésions* ou altérations organiques qui n'en sont que les résultats éventuels et les conséquences.

Toutes les lésions, altérations et dégénérations organiques (suppurations, épanchements, tubercules et autres tissus accidentels) ne sont, je ne saurais trop le répéter, que des produits d'exhalations, de sécrétions ou d'autres fonctions pathologiques qui ont leur type dans les fonctions naturelles.

Ces produits de fonctions pathologiques sont toujours des matières hétérogènes et plus ou moins délétères, qui partant *affectent* l'organisme à divers degrés ; ils doivent donc nécessairement provoquer un nouveau travail d'élimination ou d'assimilation, qui prolonge la maladie, ou qui est par lui-même une nouvelle maladie, suite et conséquence de la première.

C'est ainsi que la plupart des maladies chroniques sont des reliquats de maladies aiguës.

De plus amples développements m'obligeraient à sortir des généralités, et à entrer dans les détails de la pathologie, ce qui ne me paraît pas nécessaire pour l'objet spécial de cette lettre.

Je crois en avoir dit assez, Monsieur et honoré confrère, pour vous mettre en demeure de réviser le jugement que vous avez hasardé sur ma définition de la maladie, avant d'en connaître le sens et la portée. Je crois avoir démontré ce que je m'étais contenté d'*affirmer* dans le journal l'*Univers*, que cette définition, loin de *choquer le sens commun*, n'est elle-même, pour qui sait la comprendre, que la formule philosophique d'une vérité de sens commun, et que loin de *détruire la science*, elle constitue au contraire la science des maladies sur sa véritable base.

CONCLUSION.

J'ai défini la maladie : *Une fonction accidentelle et anormale de l'organisme,* définition qui est à la fois philosophique et pratique, puisqu'elle embrasse et coordonne tous les faits de la pathologie et de la thérapeutique. Vous m'avez demandé une démonstration de cette thèse. Je vous l'ai donnée d'après une déduction rigoureuse de principes, qui me paraissent incontestables.

Je n'ai pas tout dit, de bien s'en faut, sur ce vaste sujet, dont les développements fourniraient la matière de plusieurs volumes. Mais le champ de la discussion reste ouvert, et, je suis prêt à répondre à toutes les objections que vous pourriez m'adresser.

Si maintenant, Monsieur et honoré Confrère, vous découvrez dans la *philosophie scolastique ou thomiste* une doctrine *plus féconde* en *vérités, tant dans l'ordre physiologique que dans l'ordre pathologique*, ainsi que vous l'annoncez dans votre lettre, veuillez, je vous prie, me faire connaître cette doctrine, et je m'empresserai de l'étudier.

Si d'autre part, après une étude sérieuse et consciencieuse de l'*hippocratisme moderne*, vous reconnaissez qu'il répond au besoin le plus actuel de la science médicale, et qu'il lui ouvre une nouvelle voie de progrès, vous vous rallierez franchement à cette doctrine, et vous lui apporterez le précieux concours de votre talent.

Si quid novistis rectius istis, candidus imperti. Si non, his utere mecum.

C'est ainsi que pourra se réaliser le désir, que vous exprimez d'une manière si bienveillante, de voir se resserrer des liens de confraternité qui ne vous ont jamais paru assez étroits.

En attendant ce jour heureux pour la science, et je dirais même pour la religion, veuillez agréer, Monsieur et honoré confrère, l'expression de mes sentiments de considération et de sincère dévouement. CAYOL.

P. S. Pour expliquer quelques mal-entendus que je trouve dans votre lettre, et pour en prévenir de nouveaux, je dois vous faire connaître, puisque vous paraissez l'ignorer, ma position actuelle dans la *Revue médicale*.

Depuis près de cinq ans j'ai cessé de m'occuper de la rédaction générale de ce recueil. C'est M. le Dr Sales-Girons, médecin distingué de la Faculté de Montpellier, qui a bien voulu s'en charger, sous la condition expresse qu'il serait seul responsable de tout ce qui tient à la rédaction générale, aussi bien que de ses propres articles, qu'il signe, et auxquels je suis complètement étranger.

Je n'accepte donc et ne puis accepter que la responsabilité de mes articles, qui portent toujours ma signature.

Cette déclaration me dispense de discuter l'appréciation que vous faites de mes rapports doctrinaux passés et présents, avec l'École de Montpellier, appréciation fondée uniquement sur un article de M. Sales-Girons, que vous citez. Quels que soient l'esprit et le talent bien connus de cet honorable confrère, il a pu d'autant plus aisément se méprendre, en parlant du passé de la *Revue*, que j'ai eu longtemps pour collaborateurs, et même pour co-propriétaires, des médecins, qui, comme lui, appartenaient à l'École de Montpellier.

La vérité est, pour ce qui me concerne personnellement, que, tout en rendant un juste hommage à l'antique et glorieuse renommée de l'École de Montpellier, je n'ai jamais fait *cause commune* avec elle, qu'elle n'a jamais été, que je sache, *mon alliée*, et que je n'ai jamais *combattu sous son drapeau*. Tous les anciens lecteurs de la *Revue* le savent bien, et je n'ai pas besoin d'insister davantage sur ce point.

L'École de Montpellier est vitaliste et hippocratiste : je le suis aussi. Tel est le seul et véritable rapport que j'ai toujours eu avec cette école célèbre. Mais j'en diffère essentiellement par la manière d'interpréter et de formuler la tradition hippocratique.

Quant à ce qu'on appelle, dans l'École de Montpellier, *le principe de la dualité du dynanisme humain,* je ne m'en suis jamais occupé, parce que je considère cette Thèse, et les interminables *disputations* qu'elle produit, comme étant tout à fait en dehors de la science médicale.

CAYOL.

Après cette réponse, le champ de la discussion était largement ouvert à M. Tessier.

Sommé de venir s'expliquer dans la *Revue Médicale* devant un public plus compétent que celui du journal l'*Univers*, M. Tessier m'avait écrit qu'avant d'entrer en matière, il désirait que je voulusse bien lui donner la démonstration de la *Thèse que je soutiens sur la nature de la maladie*, c'est-à-dire en d'autres termes, de la définition qu'il a attaquée (V. ci-dessus page 20.)

J'ai accédé à ce désir d'autant plus volontiers, que, dans ma conviction intime, M. Tessier avait attaqué cette définition sans en avoir compris le sens et la portée.

J'ai même fait plus que ne demandait M. Tessier : Je ne me suis pas contenté de donner une démonstration complète de ma définition de la maladie ; j'ai présenté dans une suite d'aphorismes le tableau de la doctrine vitaliste, telle que je l'ai formulée sous le nom D'HIPPOCRATISME MODERNE, afin que mon adversaire pût en parler désormais en connaissance de cause.

Cela fait, j'avais bien le droit d'attendre une réponse catégorique sur l'objet spécial de la discussion.

J'attendais, en effet, cette réponse lorsque j'ai reçu de M. Tessier, non plus une lettre cette fois, mais un volumineux mémoire, ou plutôt une grosse tête de mémoire, que je vais mettre sous les yeux de nos lecteurs, comme un curieux *spécimen* des doctrines que M. Tessier voudrait substituer à la tradition hippocratique. Voici le titre de ce mémoire.

Du spiritualisme chrétien, et du spiritualisme rationaliste, à propos de la doctrine médicale du professeur CAYOL; *par* J. P. TESSIER, *médecin de l'hôpital Beaujon.* Instaurare omnia in Christo. (ST-PAUL.)

Le titre et l'épigraphe peuvent faire juger la nature de ce travail, où se trouvent des textes sacrés et des citations ascétiques, qu'on ne pourrait étaler dans un journal de médecine, sans blesser de graves convenances. Aussi le travail de M. Tessier ne sera-t-il pas *inséré* dans la *Revue médicale*; mais il y sera *annexé* avec une pagination séparée, afin de satisfaire au devoir d'une loyale polémique, en respectant le droit et les justes susceptibilités des abonnés.

Ce qu'il y a de plus clair dans le volumineux travail de M. Tessier, c'est que jusqu'ici il ne répond à rien, et qu'il est tout à fait en dehors du terrain de la discussion (1).

L'objet primitif et fondamental de la discussion était de savoir *si la maladie, considérée de la manière la plus générale, est ou n'est pas une fonction accidentelle et anormale de l'organisme ?* C'est ainsi que le journal l'*Univers* a posé la question, et que M. Tessier l'a acceptée. Il m'a demandé une démonstration préalable de ma thèse; je l'ai largement et loyalement donnée.

Si M. Tessier voulait sérieusement poursuivre cette discussion, son premier devoir était de répondre à la question proposée, ne fût-ce que par *oui* ou par *non*, en

(1) Tout ce travail repose sur un énorme mal-entendu. L'auteur ne distingue pas la tradition *biblique* de la tradition *scientifique*. C'est à ce faux point de vue qu'il considère comme *rationaliste* une doctrine fondée sur une *tradition scientifique*, qui remonte à plus de deux mille ans.

attendant mieux, au lieu de se plonger tout d'abord dans les nuages de sa métaphysique scolastique, comme la seiche se plonge dans sa liqueur noire pour se dérober aux poursuites de son ennemi.

Je dis que c'était pour mon adversaire *un devoir*, parce qu'en ne répondant pas à la question, et en paraissant ne tenir aucun compte de la démonstration qu'il m'avait demandée, il me laisse, autant du moins qu'il dépend de lui, sous le coup de l'affirmation injurieuse qui a donné lieu à ces débats.

Si M. Tessier, qui connaissait toute ma démonstration, avait commencé par dire franchement et loyalement : OUI, ou plutôt NON, la maladie n'est pas et ne peut pas être une fonction accidentelle et anormale de l'organisme ; donnez-moi le temps de développer ma thèse, et je prends l'engagement de la prouver... je me serais résigné à attendre,

> En suant sang et eau, pour voir si du Japon
> Il viendrait à bon port au fait de son chapon.

Mais, avoir à dévorer un long mémoire, sous la menace de quatre ou cinq autres, qui pourraient bien faire un gros volume, sans savoir si l'on aboutira à une conclusion quelconque sur l'objet spécial du débat, c'est une bien dure condition à subir dans une polémique, surtout lorsqu'on n'a pas été l'agresseur.

En second lieu, j'avais cru devoir, à l'appui de ma thèse, disposer en ordre de bataille 24 aphorismes de l'*Hippocratisme moderne,* serrés et pressés comme une phalange compacte, prête à résister au feu de l'ennemi. Mais l'ennemi n'a pas fait mine de l'apercevoir, et il n'a pas brûlé une seule amorce pour engager la bataille contre une doctrine affreusement *rationaliste* et *payenne*, comme personne ne l'ignore, depuis les affirmations de M. Tessier.

Enfin j'avais dit fort poliment à M. Tessier, en terminant ma dernière lettre : « Si vous avez découvert dans « la philosophie scolastique et thomiste *la doctrine la* « *plus féconde en vérités, tant dans l'ordre physiologi-* « *que que dans l'ordre pathologique*, ainsi que vous l'an- « noncez dans votre lettre, veuillez, je vous prie, me « faire connaître cette doctrine, et je m'empresserai de « l'étudier (1). »

M. Tessier n'a répondu jusqu'ici à cette invitation que par un silence prudent ; car je n'ai pas découvert dans le long mémoire que j'ai sous les yeux une seule vérité soit de *l'ordre physiologique*, soit de *l'ordre pathologique*, qui ait quelque rapport de parenté avec la *philosophie scolastique ou thomiste*.

Si M. Tessier n'a pas abordé dans son mémoire les questions essentielles du débat, en revanche il s'est étendu assez longuement sur une question accessoire et toute personnelle, à laquelle il paraît attacher beaucoup d'importance.

J'avais dit dans ma dernière lettre, que l'idée d'une réformation de la médecine par la *philosophie scolastique ou thomiste* était encore de bien fraîche date, et que le journal l'*Univers* en avait reçu la première confidence au mois de février dernier.

M. Tessier s'élève contre cette assertion. Il prétend que depuis plus de dix ans il s'occupe de cette réformation *scolastique ou thomiste*. Il cite pour preuves : 1° Un fragment des statuts d'une confrérie médicale sous l'invocation de S. Luc, dont il aurait fait partie il y a plus de

(1) *V.* ci-dessus, page 49.

dix ans ; 2° Un *essai d'un petit catéchisme médical* à l'usage de cette confrérie, qu'il a publié sans nom d'auteur, et qu'il revendique aujourd'hui (1).

Ces deux citations prouveraient au besoin que M. Tessier est catholique depuis plus de dix ans, ce qui n'est pas en question. Il ne m'appartenait pas de rechercher la date de la conversion de M. Tessier, et je n'en ai jamais rien dit, même par allusion.

Que depuis cette époque mémorable de sa vie, quelle qu'en soit la date, M. Tessier se soit occupé mentalement de l'application de la *philosophie thomiste* à la science médicale, c'est possible, je n'en sais rien, et je n'ai aucune raison de le contester. Ce qui est et demeure certain, c'est qu'il n'en a jamais dit un mot dans ses leçons, de 1845 à 1848, ni dans aucune de ses publications antérieures aux articles qui ont paru dans le journal l'*Univers* au mois de février dernier. Ainsi donc, *ma remarque subsiste.*

Parlerai-je de ce qu'il peut y avoir de doctrinal dans le mémoire que j'ai sous les yeux ?

Ici, je l'avoue, la plume me tombe des mains.

Que dire, en effet, d'un écrivain qui semble s'être

---

(1) Cette publication a eu lieu dans une *Revue d'Antropologie catholique*, qui paraissait mensuellement pendant l'année 1847, chez Sagnier et Bray, libraires-éditeurs, rue des Saints-Pères.

Au reste, je n'ai rien pu découvrir, dans ce *petit catéchisme*, qui ait trait à la réformation de la médecine par la *philosophie scolastique ou thomiste*. Il n'y est question que du péché originel, considéré comme l'origine de la souffrance, de la maladie et de la mort. On y voit, de plus, une série de textes sacrés, relatifs à des vérités de l'ordre religieux et moral, que le médecin chrétien se plaît à méditer pour son édification, mais qui ne renferment aucune vérité de l'ordre scientifique.

donné pour tâche de tout brouiller et de tout confondre ?

Qui croit faire merveille en introduisant dans la médecine le langage de la théologie !

Qui ne cesse de confondre et d'amalgamer les vérités de l'ordre de foi avec les vérités de l'ordre scientifique !

Qui ne sait ou ne veut pas distinguer la tradition biblique de la tradition scientifique, et par suite de cette confusion, accuse de *rationalisme* la tradition hippocratique, ce qui est un non sens !

Qui prétend imposer aux sciences d'observation les méthodes des sciences spéculatives et métaphysiques !

Qui veut faire dériver les faits de théories préconçues, au lieu de fonder les théories sur les faits !...

De telles énormités ne doivent pas être réfutées : ce serait perdre son temps et son huile. Il suffit de les produire au grand jour pour que le bons sens public en fasse justice.

Outre ces énormités doctrinales, les écrits de M. Tessier fourmillent de contradictions et d'inconséquences vraiment inimaginables. En voici quelques exemples, choisis entre beaucoup d'autres.

Dans le n° de l'*Univers* du 24 février, déjà cité dans ma première lettre, il considère *la tradition hippocratique comme ce qu'il y a de plus élevé, aussi bien dans la théorie que dans la pratique de la médecine.*

Dans un autre n° du même journal (20 février) il avait glorifié Hippocrate dans des termes qui le présentaient comme un véritable messie scientifique. Ecoutez ce langage solennel.

« Au jour marqué dans ses desseins pour donner une « forme à l'art médical, Dieu suscita un homme, issu « d'une ancienne famille de médecins en honneur dans

« la Grèce. Il le fit naître et vivre dans le siècle le plus « éclairé de l'antiquité, de sorte qu'il fut le contempo- « rain de Socrate, et le maître de Platon. Mais ce n'est « pas tout. Il orna cet homme de toutes les qualités qui « commandent le respect et assurent l'autorité. A cet « homme il donna des lumières qui devaient éclairer la « postérité, permettre à la médecine de s'*harmoniser* « *avec le Christianisme*, et qui certes étaient de véri- « tables mystères pour lui-même, comme pour ses suc- « cesseurs pendant plusieurs siècles... »

Arrêtons-nous ici. S'il est vrai, comme le dit fort bien M. Tessier, que grâce *aux lumières* de l'hippocratisme, la médecine devait s'*harmoniser* un jour *avec le christianisme*, pourquoi donc repousse-t-il aujourd'hui, comme rationaliste et payen, *l'Hippocratisme moderne*, qui s'harmonise si parfaitement avec le christianisme, qu'il n'est en opposition avec aucun de ses dogmes? Il y a là une contradiction et une inconséquence qu'il serait assez difficile d'expliquer.

Mais voici quelque chose de plus fort, en fait de contradiction et d'inconséquence.

Pourra-t-on croire que la même plume qui a fait un si beau dithyrambe en l'honneur d'Hippocrate, ait pu écrire les phrases suivantes?

« En pathologie, Hahnemann était hippocratiste. Or « peu de gens connaissent l'hippocratisme et ses dan- « gers. Le grand nom du père de la médecine protège l'er- « reur médicale la plus vaste et la plus funeste. On l'ex- « prime très bien par ces mots familiers : *Il n'y a que* « *des malades; il n'y a pas de maladies* (1). C'est là, en « effet, la conséquence à laquelle l'hippocratisme con-

(1) Qui potest capere capiat!

« duit en pathologie, et cette conséquence est la ruine, la « négation de la pathologie.... »

« Hahnemann ne vit pas la fausseté de l'hypothèse phy- « siologique sur laquelle Hippocrate basa tout l'édifice « de la médecine. Il adopta l'erreur traditionelle en pa- « thologie, ou plutot il la subit comme tant d'autres la « subissent. L'hippocratisme fut la source de toutes les « erreurs dans lesquelles il tomba. On ne peut donc « faire le procès de Hahnemann sans faire celui de la « doctrine hippocratique (1). »

Voilà certes une belle tirade *d'affirmations* tranchantes et de phrases creuses, à la façon de M. Tessier. Mais les preuves de ces affirmations, où sont-elles? Nulle part : on sait que M. Tessier, n'en use pas. On dirait, en vérité, qu'il n'écrit que pour les ignorants et les sots, qui admirent d'autant plus qu'ils comprennent moins.

Ce qu'on voit clairement, c'est que M. Tessier brûle dans cette page ce qu'il a adoré dans la précédente. Mais on ne voit que cela; car qui pourrait se flatter de comprendre les singuliers reproches qu'il adresse à la tradition hippocratique et à Hippocrate lui-même?

Quant à la manière peu respectueuse dont il parle de son nouveau maître Hahnemann, je n'ai rien à en dire : *Ipsi videbunt.*

Je ne ferai qu'une simple remarque pour signaler en passant une contradiction de plus.

Puisque vous reconnaissez, dirai-je à M. Tessier, que l'homœopathie n'a que des notions fausses et erronées sur les maladies, comment pouvez-vous croire qu'elle les traite efficacement? Cette méthode ne serait-elle donc qu'un aveugle empirisme, d'une exploitation commode et

(1) Ouvrage cité, pages XX et XXI.

facile pour l'ignorance et le charlatanisme ? Ce n'est pas moi qui soutiendrai le contraire.

Au reste, toutes ces variations du blanc au noir et du noir au blanc, à l'endroit de l'hippocratisme, prouvent surabondamment que M. Tessier parle de la *Tradition hippocratique* comme un homme qui ne l'a jamais comprise.

Parler, même dogmatiquement, d'une chose qu'on ne comprend pas, c'est une licence dont les gens d'esprit usent assez et même trop souvent; on la leur pardonne quelquefois, mais pas toujours: c'est selon....

M. Tessier a sans doute beaucoup d'esprit ; mais tout son esprit ne suffira pas à faire accepter ses énormités doctrinales, ni à justifier ses bizarres contradictions.

—

Il serait temps que le parti *néo-catholique* fît un meilleur emploi de l'esprit et du talent de ses écrivains. Il serait temps surtout qu'il renonçât à l'insoutenable prétention de régenter les sciences humaines avec des textes empruntés à l'Ecriture et aux Pères de l'Eglise.

Rien de plus contraire au bon sens et à la haute raison du catholicisme que cette manie qui s'est emparée de certains esprits, et qui tend à fausser d'une manière déplorable la salutaire réaction, dont nous sommes témoins, des doctrines spiritualistes contre le matérialisme du siècle dernier.

Il a plu à Dieu, dans sa sagesse infinie, de révéler aux hommes les vérités de l'ordre religieux et surnaturel, qui sont nécessaires, immuables et sacrées, comme l'autorité divine d'où elles émanent.

Quant au monde matériel, Dieu ne nous en a rien révélé, si ce n'est sa *Genèse* ou l'histoire de sa création. Mais il a imposé à ce monde des lois aussi admirables qu'inexplicables, qui diffèrent suivant la nature des êtres, et présentent dans leur magnifique ensemble, cette immense VARIÉTÉ DANS L'UNITÉ, qui est le sublime caractère et le sceau divin de l'univers.

Dieu s'est donc réservé le secret des lois qui régissent le monde matériel. Mais il a laissé à l'homme toute liberté pour étudier ces lois dans leurs manifestations phénoménales, et dans leurs harmonies merveilleuses, avec les lumières de son intelligence et de sa raison.

Tradidit mundum disputationi eorum (1).

Quoi de plus clair et de plus explicite que ce texte de l'Esprit saint, pour établir la ligne de démarcation entre la science divine et la science humaine, entre les vérités de l'ordre de foi et les vérités de l'ordre scientifique, entre la vérité révélée, qui est *absolue*, et partant indiscutable, et la vérité scientifique, qui, n'étant pas absolue mais seulement *contingente*, reste toujours ouverte aux contestations et aux disputes : *Disputationi eorum?*

Si l'on considère à ce point de vue les textes de l'ancien et du nouveau testament, on verra qu'ils se rapportent tous à des vérités de l'ordre religieux et surnaturel, telles que la destinée immortelle de l'homme, sa dégra-

(1) Cuncta fecit bona in tempore suo, et mundum tradidit disputationi eorum, ut non inveniat homo opus quod operatus est Deus ab initio ad finem. (Ecclésiaste, cap. 3, vers. 11).

Tout ce qu'il a fait est bon, et *il a fait chaque chose* en son temps, *afin que ses créatures pussent élever les hommes à la connaissance et à l'amour de leur créateur. Mais Dieu ayant vu que les hommes ne les contemplaient que pour satisfaire leur curiosité*, il a livré le monde à leurs *vaines* disputes, sans que l'homme, *par toutes ses recherches*, puisse connaître *parfaitement* les ouvrages que Dieu a créés dès le commencement *du monde*, et qu'il conserve jusqu'à la fin.

(Traduct. avec paraph. du R. P. de Carrières, édit. de 1843.)

dation par le péché originel, le mystère de sa rédemption, la loi de justice et la loi de grâce, etc.

Si parfois les auteurs inspirés font quelque allusion au monde matériel, ils en parlent toujours d'après les idées scientifiques de leur temps, vraies ou fausses, peu importe, puisqu'ils n'ont pas mission de les éclairer, ni de les réformer.

Ainsi lorsque Josué, parlant au nom de Dieu créateur et législateur suprême, ordonne au soleil de s'arrêter, il suppose, suivant les idées de son temps, que le soleil tourne autour de la terre. Plus tard, la science a reconnu que c'est la terre qui tourne autour du soleil, et non le soleil autour de la terre : voila une contradiction flagrante. Eh bien, qui oserait, de nos jours, proposer de renverser tout notre système de cosmogonie pour le mettre d'accord avec la parole de Josué? Une telle proposition serait absurde ; et pourquoi? Parceque la contradiction n'existant qu'entre deux affirmations de l'ordre scientifique, elle n'implique la négation d'aucune vérité révélée, d'aucun article de foi.

Lorsque le saint homme Job, accablé sous le poids des infirmités, exhale sa plainte devant le Seigneur, il fait allusion à la structure du corps humain en attribuant aux nerfs les fonctions des muscles, suivant les connaissances anatomiques de son temps, qui étaient à peu près nulles. *Pelle et carnibus vestisti me, ossibus et nervis compegisti me* (Job. 10, 11).

Ces exemples, qu'il serait facile de multiplier, suffisent pour prouver que l'Esprit Saint n'est jamais intervenu, au moins directement, dans la marche et les progrès des sciences humaines, et qu'on abuse étrangement des textes sacrés lorsqu'on veut s'en servir pour édifier ou pour renverser une doctrine scientifique.

Ce que l'Église exige, et ce qu'elle a droit d'exiger, c'est qu'une proposition scientifique n'implique jamais la négation d'un dogme catholique. Or, comme toute proposition qui mériterait ce reproche serait par cela même fausse et erronée, même scientifiquement, il s'ensuit que la science n'aura jamais rien à perdre, et qu'elle n'aura même qu'à gagner, en se soumettant à l'autorité divine de l'Église : *Rationabile obsequium.*

Voila comme je comprends l'orthodoxie scientifique.

C'est en ce sens que je disais dans ma dernière lettre : « S'il m'était démontré par autorité compétente » qu'une proposition quelconque de l'hippocratisme mo» derne est en opposition avec le dogme catholique, je » la supprimerais sans hésiter, lors même que sa sup» pression devrait entraîner la ruine de la doctrine toute » entière. »

M. Tessier prend acte de cette déclaration. Puis il m'avertit charitablement que je dois me tenir prêt à prendre le deuil, non seulement de quelques propositions de mon hippocratisme, mais de toutes.... Oh! oh ! Nous verrons bien.

En attendant, comment s'empêcher de sourire?

Spectatum admissi, risum teneatis, amici?

CAYOL.

P. S. Cet article était terminé et prêt à mettre sous presse, lorsque M. Sales-Girons m'a communiqué la lettre suivante qui lui était adressée par M. Tessier :

Paris, 14 mai 1854.

« Mon cher Confrère,

« Auriez-vous la bonté de m'envoyer le manuscrit que je vous ai remis, pour y faire quelques modifications, avant l'impression, qui n'est pas encore commencée, puisque je n'ai reçu aucune épreuve à corriger, et que c'est demain le 15.

« Recevez, je vous prie, mes cordiales salutations. »

J. P. TESSIER.

Aussitôt je fais remettre à M. Tessier son manuscrit, sans songer, dans le moment, qu'on pourrait abuser de ma bonne foi pour fausser compagnie. Quelques jours se passent ; et je n'entends pas parler du manusrit, dont je n'avais plus besoin à la rigueur, l'ayant eu entre les mains pendant une huitaine de jours.

Enfin M. Tessier écrit à M. Salès-Girons qu'il ne renverra pas le manuscrit, et qu'il se retire de la discussion.

Voila les faits. Ils parlent assez clairement pour n'avoir pas besoin de commentaires.

Lorsque M. Tessier m'écrivait au commencement de cette discussion : « Comme vous êtes l'offensé, je me » tiens prêt à essuyer le premier feu (1), » il ne prévoyait pas sans doute que mon premier feu le mettrait hors de combat ; c'est pourtant ce qui vient d'arriver : O incertitude du sort des armes !

M. Tessier se retire, sous de vains prétextes, d'une discussion qu'il avait publiquement acceptée. Il s'en retire après avoir écrit un bon nombre de pages, sans avoir pu produire *un seul argument*, soit pour la thèse qu'il avait à soutenir, soit contre celle qu'il s'était donné la mission de combattre.

Et, après ce résultat, qui attristerait tout autre que lui, M. Tessier paraît encore aussi fier, aussi tranchant, aussi agressif, et surtout aussi *affirmatif*, que s'il avait remporté une victoire !

---

(1) *Voir* ci-dessus, page 24.

Est-on curieux de voir comment le champion désarçonné se dresse et se pavanne devant le public, pour dissimuler sa défaite ? Qu'on lise la lettre suivante adressée à M. Sales-Girons !

Paris le 20 mai 1854.

A M. Sales-Girons, rédacteur en chef de la Revue médicale.

Monsieur et honoré confrère.

Vous avez bien voulu me rendre le manuscrit que j'avais déposé entre vos mains, et qui commençait le parallèle *du spiritualisme chrétien et du spiritualisme rationaliste en médecine, à propos de la doctrine médicale de M. Cayol.* J'ai jugé par le retard qu'on a mis à le publier, par l'altération du titre de ce manuscrit dans l'annonce que vous en avez insérée au n° du 15 mai, par les propositions que vous m'avez faites relativement à l'impression de ce travail, que la *Revue médicale* se souciait peu d'engager en ce moment un débat sérieux et approfondi.

D'un autre côté, la licence prise par M. Cayol, de joindre à ma lettre les insinuations les plus fausses et les plus blessantes, sous forme d'annotations, me prouve suffisamment que les promesses et les engagements solennels de M. le directeur du journal ne seraient point respectés : qu'il n'y aurait de sa part ni dignité, ni égard pour mes droits dans cette controverse, à laquelle je serais forcé de préluder par ma biographie ou par un démenti formel. Toutes ces considérations m'ont déterminé à croire qu'il fallait *baptiser Hippocrate* sur d'autres fonts que ceux de la *Revue médicale.*

Veuillez, Monsieur le rédacteur, ne plus compter sur le manuscrit que j'ai entre les mains, et recevoir l'expression de mes sentiments les plus distingués. J. P. TESSIER.

P.S. Je compte sur votre obligeance pour insérer cette lettre dans le prochain n° de la *Revue.*

Nous n'avons à répondre, pour notre part, à M. Tessier, que

concernant le passage de sa lettre où il est parlé du mode d'impression que nous lui avons proposé. Voici le fait en deux lignes : Ne pouvant insérer le travail dans ce cahier, dont la distribution était complète, nous avons offert à l'auteur, s'il ne voulait attendre le cahier prochain, de faire à nos frais imprimer son mémoire en brochure, et de l'envoyer sous la bande de la *Revue* à tous les abonnés, qui le recevraient en même temps que le présent cahier. M. Tessier n'a pas accepté, et a remporté son manuscrit. Nous croyons avoir fait tout notre devoir envers l'auteur. Dr SALES-GIRONS.

On voit, en lisant cette lettre, que les mots les plus usuels prennent sous la plume de M. Tessier, de singulières acceptions. Ce qu'il se permet d'appeler *les insinuations les plus fausses et les plus blessantes* n'est autre chose qu'un *fait* (assez importun, j'en conviens), que je n'ai pas *insinué*, mais positivement articulé (page 21, dans la note), et que M. Tessier a contesté, en apportant des preuves dont chacun pourra apprécier la valeur (page 54).

On l'a dit depuis bien longtemps: Il n'y a que la vérité qui blesse.

Quand aux *engagements solennels*, M. Tessier veut parler sans doute de ma lettre au journal l'*Univers*, où j'ai pris l'engagement formel de ne pas laisser sans réponse les articles qu'il voudrait bien adresser à la *Revue médicale* pour soutenir la discussion à laquelle je le provoquais (1). Or, cet engagement, nos lecteurs savent comment je l'ai rempli. Si le combat finit aujourd'hui *faute de combattants*, à qui la faute? Personne, j'en ai la confiance, ne songera à me l'imputer.

Reste maintenant à attendre la *Biographie* de M.

(1) Voir ci-dessus, p. 15.

Tessier écrite par lui-même, et le *Baptême d'Hippocrate* sur des fonts quelconques.

Mais ces deux choses, vraiment curieuses, et même, s'il faut le dire, un peu bouffonnes, n'apparaissent encore qu'à travers les brouillards d'un futur contingent.

FIN.

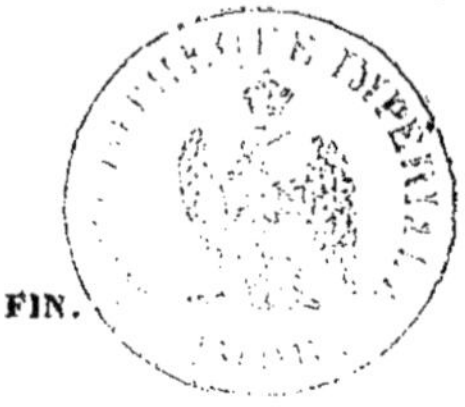

(Extrait de la REVUE MÉDICALE Française et Etrangère; Journal des progrès de la médecine hippocratique : 15 mars, 15 avril et 31 mai 1854.)

TABLE ANALYTIQUE.

FIN DE LA TABLE.

PARIS — IMPRIMERIE DE MOQUET, RUE DE LA HARPE, 92.

Ouvrages du même auteur.

CLINIQUE MÉDICALE, suivie d'un Traité des maladies cancéreuses. — 1 fort vol. in-8°. Paris, 1833.

REVUE MÉDICALE, française et étrangère, journal des progrès de la médecine hippocratique. — Paraissant par cahier deux fois par mois.

INSTRUCTION PRATIQUE sur le régime et le traitement du *choléra-morbus* épidémique. — Troisième édition, revue et complétée d'après les documents de la dernièreépidémie. — Broch. in-8°; Paris, 1849.

RELATION de la blessure et de la mort de Mgr l'Archevêque de Paris, suivie du procès-verbal de l'embaumement du corps, et de l'examen médico-légal de la plaie. — Broch. in-8°; Paris, 1848.

Paris Impr. de MOQUET, 92, r. de la Harpe.

www.ingramcontent.com/pod-product-compliance
Ingram Content Group UK Ltd.
Pitfield, Milton Keynes, MK11 3LW, UK
UKHW020417230726
13925UKWH00004B/1496